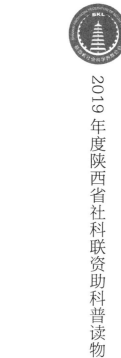

2019 年度陕西省社科联资助科普读物

何得桂 等／著

健康中国读本

陕西卷

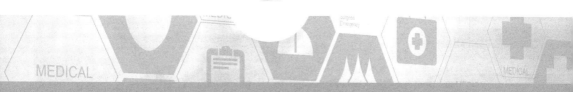

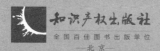

知识产权出版社

全国百佳图书出版单位

—北京—

图书在版编目（CIP）数据

健康中国读本．陕西卷/何得桂等著． —北京：知识产权出版社，2020.3
ISBN 978 - 7 - 5130 - 6787 - 4

Ⅰ．①健… Ⅱ．①何… Ⅲ．①医疗保健事业—概况—陕西 Ⅳ．①R199.2

中国版本图书馆 CIP 数据核字（2020）第 033349 号

内容提要

健康建设是满足人民对美好生活需要的重要支撑。基于健康治理的视野，本书系统介绍了健康中国战略的基本理念、制度安排和美好图景，同时对健康陕西建设的生动实践、创新做法和主要成效进行了阐述。针对读者的认知特征和健康需求，在编写上力求通俗易懂、理论联系实际，以有效提升公民健康素养、加快形成健康生活方式，持续增强健康治理合力。本书融时代性、政策性、实践性和群众性于一体，是一部有高度、有深度、有广度、有温度的科普作品，适用于各级领导干部、企事业单位员工、青年学生以及城乡基层群众阅读。

责任编辑：兰　涛　　　　　　　　　　责任校对：谷　洋
封面设计：郑　重　　　　　　　　　　责任印制：刘译文

健康中国读本（陕西卷）
何得桂　等　著

出版发行：	知识产权出版社有限责任公司	网　　址：	http://www.ipph.cn
社　　址：	北京市海淀区气象路 50 号院	邮　　编：	100081
责编电话：	010 - 82000860 转 8325	责编邮箱：	136644252@qq.com
发行电话：	010 - 82000860 转 8101/8102	发行传真：	010 - 82000893/82005070/82000270
印　　刷：	天津嘉恒印务有限公司	经　　销：	各大网上书店、新华书店及相关专业书店
开　　本：	787mm×1092mm　1/16	印　　张：	15.75
版　　次：	2020 年 3 月第 1 版	印　　次：	2020 年 3 月第 1 次印刷
字　　数：	203 千字	定　　价：	62.00 元

ISBN 978-7-5130-6787-4

目　录

导言　没有全民健康就没有全面小康

推进健康中国建设，是我国全面建成小康社会、实现社会主义现代化的重要基础，是全面提升中华民族素质、实现公民健康与社会经济协调发展的国家战略，也是积极参与全球健康治理、有效履行2030年可持续发展议程国际承诺的重大举措。党的十八大以来，习近平同志把"推进健康中国建设"摆到重要地位和工作日程，做出"没有全民健康，就没有全面小康"的重要论断，提出必须把人民健康放在优先发展的战略地位，把"以治病为中心"转变为"以人民健康为中心"，树立"大健康"理念，将健康融入所有政策，努力全方位、全周期保障人民健康等一系列新思想、新要求。

2014年12月13日，习近平总书记在江苏省镇江市丹徒区世业镇卫生院考察时指出，没有全民健康，就没有全民小康。要推动医疗卫生工作重心下移、医疗卫生资源下沉，推动城乡基本公共服务均等化，为群众提供安全、有效、价廉的公共卫生和基本医疗服务。2015年10月召开的党的十八届五中全会提出了"推进健康中国建设"的任务要求，将健康中国建设升级为国家战略。2016年发布的《"健康中国

2030"规划纲要》指出，健康中国建设的核心是以人民健康为中心，坚持以基层为重点，以改革创新为动力，预防为主，中西医并重，把健康融入所有政策，人们共建共享的卫生与健康工作方针，针对生活行为方式、生产生活环境以及医疗卫生服务等健康影响因素，坚持政府主导与调动社会、个人的积极性相结合，推动人人参与、人人尽力、人人享有，落实预防为主，推行健康生活方式，减少疾病发生，强调早诊断、早治疗、早康复，实现全民健康。

2017年10月，习近平总书记在党的十九大报告中提出实施健康中国战略，并多次强调要贯彻预防为主方针，坚持防治结合、联防联控、群防群控，努力为人民群众提供全生命周期的卫生与健康服务。2019年7月，国务院印发《国务院关于实施健康中国行动的意见》《健康中国行动（2019—2030年）》，国务院办公厅印发《关于印发健康中国行动组织实施和考核方案的通知》。2019年10月31日，中国共产党第十九届中央委员会第四次全体会议通过的《中共中央关于坚持和完善中国特色社会主义制度推进国家治理体系和治理能力现代化若干重大问题的决定》指出："强化提高人民健康水平的制度保障。坚持关注生命全周期、健康全过程，完善国民健康政策，让广大人民群众享有公平可及、系统连续的健康服务。深化医药卫生体制改革，健全基本医疗卫生制度，提高公共卫生服务、医疗服务、医疗保障、药品供应保障水平。加快现代医院管理制度改革。坚持以基层为重点、预防为主、防治结合、中西医并重。加强公共卫生防疫和重大传染病防控，健全重特大疾病医疗保险和救助制度。优化生育政策，提高人口质量。积极应对人口老龄化，加快建设居家社区机构相协调、医养康养相结合的养老服务体系。聚焦增强人民体质，健全促进全民健身制度性举措。"

这些重要论述和制度安排为推进健康中国建设指明了方向、明确了路径，也有助于满足人们群众对于美好生活的向往，对于推动社会进步具有显著的积极作用。

健康是一切生活和工作的基础，是人生和社会最大的财富。如果失去了健康，人生就会失去许多乐趣；如果缺乏健康，国家和社会将损失很多活力。日本是目前世界上人均寿命最长的国家，这跟日本重视国民"健康"不无关系。日本把提高国民健康的工作重点放在公共政策的制定方面，并始终强调健康是一个"国民运动"。早在 1964 年，日本就开始实施"国民健康、体质增进计划"，以后每隔大约 10 年便对计划进行修订。经过持续努力，日本社会已基本实现了从以"健康体检"为主的疾病预防形式，转向重视开展"健康教育"以及预防。推进健康中国建设为我国卫生健康领域的追赶超越提供了有效实现路径。然而，健康中国建设机遇与挑战并存。例如，建设健康中国除了面临着慢性病患者经济负担过高的挑战外，还面临着环境因素、不健康的生活行为方式和习惯、健康尚未融入所有社会政策等方面的挑战。

令人可喜的是，近年来，中国民众的健康理念已经发生重大转变，从"以治病为中心"到"以人民健康为中心"，我国大健康的格局正在形成。特别是 2019 年 12 月 28 日第十三届全国人民代表大会常务委员会第十五次会议通过的《中华人民共和国基本医疗卫生与健康促进法》是我国卫生与健康领域第一部基础性、综合性的法律，有助于用"制度"保障人民的健康权利。健康中国行动注重从源头预防和控制疾病，聚焦当前影响人民群众健康的主要问题和重点疾病，突出健康促进和动员倡导。从千年前古人提出的"上工治未病，不治已病"，到当下全社会倡导的"每个人是自己健康第一责任人"，健康理念转变已经逐步深入人心。健康理念的转变，既需要疾病预防控制人员做好健康维护等疾病防控工作，又需要全社会做好健康促进，把健康知识传递给每一位群众，让广大群众成为维护健康的主人。建设健康中国，要把人民健康放在优先发展的战略地位，融入公共政策制定、实施和反馈的全过程，坚持党建引领、政府主导、社会协同、科技支撑、全民广泛参与，实现共建共治共享。开展健康中国行动离不开"普及知识、提升素养，自主自律、健康生活，早期干预、完善服务，全民参与、共建共享"等基本原则的有效遵循。

在此形势下，积极开展和普及健康知识，探索健康知识普及的有效实现方式，无疑已成为一项十分重要的工作，惠全民、促健康、筑强国。要把提升健康素养作为增进全民健康的重要前提，根据不同人群特点进而有针对性地加强健康教育与促进，让健康知识、行为以及技能成为全民普遍具备的素质和能力。只有如此，才能真正实现健康素养人人有，健康生活人人有。

陕西省认真贯彻落实党中央、国务院的决策部署，坚持"以人民为中心"的发展思想，牢固树立"大卫生、大健康"理念，坚持"预防为主、防治结合"的原则，以基层为重点，以改革创新为动力，中西医并重，把健康融入所有政策，促进"以治病为中心"向"以健康为中心"转变，切实改变"重治疗、轻预防"的医疗卫生服务体系，不断提高人民健康水平。"健康陕西建设"能够如火如荼地得以开展，使得人民群众的获得感和满意度在持续提升。

深化健康中国建设，要认真贯彻落实"创新、协调、绿色、开放、共享"的发展理念。要从基于协调发展的医药卫生体制改革、基于绿色发展的健康产业体系打造、基于开放发展的全过程健康促进体系建设、基于创新发展的满足全人群健康需求健康管理模式优化以及基于社会共治共享的环境健康管理理念升级等方面进一步推进健康建设，创新健康治理。通过改革创新激发活力，进一步释放健康红利，持之以恒、久久为功，深入推进健康中国建设，才能使广大民众不生病、少生病，共建共享健康生活，从而为全面建成小康社会和建设社会主义现代化强国奠定更加坚实的健康基础，有效助力中华民族的伟大复兴！

第1章 "健康中国"战略与"健康陕西"建设理念

　　健康中国战略是关系到全民健康的重大战略,健康陕西建设是健康中国战略的重要组成部分之一。党的十八届五中全会首次提出推进健康中国建设。2016年8月19—20日,习近平总书记在北京召开的全国卫生与健康大会上强调指出:"没有全民健康,就没有全面小康。要把人民健康放在优先发展的战略地位,以普及健康生活、优化健康服务、完善健康保障、建设健康环境、发展健康产业为重点,加快推进健康中国建设,努力全方位、全周期保障人民健康。"❶ 这不仅强调了全民健康的重要性,也为如何推进健康中国建设指明了道路和方向。随后,于2016年8月26日召开的中共中央政治局会议审议通过了《"健康中国2030"规划纲要》,并强调:"各级党委和政府要增强责任感和紧迫感,把人民健康放在优先发展的战略地位,抓紧研究制定配套政策,坚持问题导向,抓紧补齐短

---

　　❶ 把人民健康放在优先发展战略地位努力全方位全周期保障人民健康 [N]. 人民日报,2016-08-21.

板，不断为实现'两个一百年'奋斗目标、实现中华民族伟大复兴的中国梦打下坚实健康基础。"❶ 遵循党中央对健康中国建设的指引和要求，认真落实《健康中国 2030 规划纲要》，推进健康陕西的建设显得重要而紧迫，其重中之重是树立健康陕西理念，明确健康陕西建设的目标和路径。

健康中国战略是涉及全民健康的重要战略，《"健康中国 2030"规划纲要》是落实健康中国战略的重要纲要，健康陕西建设是健康中国战略的重要组成部分，扎实推进健康陕西建设对于推进全民健康和全面小康具有重要意义。

一、认识"健康中国"战略

党的十八届五中全会首次提出推进健康中国建设。2016 年 8 月 19—20 日，在北京召开的全国卫生与健康大会上，习近平总书记重点强调了要推进健康中国的建设，健康中国正式上升为国家战略。2016 年 10 月 25 日，中共中央、国务院发布了《"健康中国 2030"规划纲要》，健康中国战略以推进健康中国建设、促进全民健康为主要目标，以普及健康生活、优化健康服务、完善健康保障、建设健康环境、发展健康产业为重要路径，对于促进全民健康、实现"两个一百年"奋斗目标和中华民族伟大复兴的中国梦具有重大意义。

（一）何为"健康中国战略"

1. "健康中国战略"的提出

2015 年，党的十八届五中全会首次提出推进健康中国建设。从"五位一体"总体布局和"四个全面"战略布局出发，对当前和今

---

❶ 把人民健康放在优先发展的战略地位［N］. 中国青年报，2016－08－27.

后一个时期更好地保障人民健康做出了制度性安排。

2016 年 8 月 19—20 日，全国卫生与健康大会在北京召开。习近平同志出席会议并发表重要讲话。他强调："没有全民健康，就没有全面小康。要把人民健康放在优先发展的战略地位，以普及健康生活、优化健康服务、完善健康保障、建设健康环境、发展健康产业为重点，加快推进健康中国建设，努力全方位、全周期保障人民健康，为实现'两个一百年'奋斗目标、实现中华民族伟大复兴的中国梦打下坚实健康基础。"习近平同志在全国卫生与健康大会上的讲话，强调了推进健康中国建设的重要性。

2016 年 10 月，中共中央、国务院印发了《"健康中国 2030"规划纲要》，并发出通知，要求各地区、各部门结合实际认真贯彻落实。《"健康中国 2030"规划纲要》的编制和实施是贯彻落实党的十八届五中全会精神、保障人民健康的重大举措，对全面建成小康社会、加快推进社会主义现代化具有重大意义。《"健康中国 2030"规划纲要》第一次以书面形式确定了健康中国建设各方面的内容。

2017 年 10 月 18 日，中国共产党第十九次全国代表大会在人民大会堂开幕。习近平同志在党的十九大报告中提出"实施健康中国战略"，这是以习近平同志为核心的党中央从长远发展和时代前沿出发，以人民利益为中心，坚持和发展新时代中国特色社会主义的一项重要战略安排。健康中国战略的实施，有利于促进全民健康，而人民健康是民族昌盛和国家富强的重要标志。

2. "健康中国战略"的内涵

健康中国战略要求高举中国特色社会主义伟大旗帜，积极推动健康中国建设。该战略以马克思列宁主义、毛泽东思想、邓小平理论、"三个代表"重要思想、科学发展观和习近平新时代中国特色社会主义思想为指导，其主要原则是健康优先、改革创新、科学发展、公平公正。其战略主题是"共建共享，全民健康"，到 2030 年要达成的具体目标是人民健康水平持续提升、主要健康危险因素得到有效控制、健康服务能力大幅提升、健康产业规模显著扩大、促进健康的制度体系更加完善。

（二）为何提出"健康中国战略"

1. 我国健康问题日益凸显

改革开放之后，我国经济取得了突飞猛进的发展，随之也带来了不少社会问题，健康问题正是其中之一，例如，民众身体肥胖问题尤其成为我国日益严重的影响人民健康的问题。

一方面，根据英国著名医学杂志《柳叶刀》发表的全球成年人体重调查报告显示，中国已超越美国成为全球肥胖人口最多的国家。其中，中国男性肥胖人数 4320 万人，女性肥胖人数 4640 万人，肥胖总人数高居世界第一。另一方面，根据国家统计局和国家卫健委的数据显示，中国人的超重率和肥胖率均不断上升，1992—2015 年，人口超重率从 13% 上升到 30%，人口肥胖率从 3% 上升到 12%（见图 1－1）。

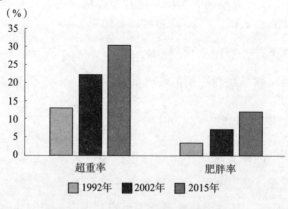

图 1－1　中国人的肥胖率不断上升

除此之外,中国儿童和青少年的肥胖率也在快速增加,2002—2015 年,儿童和青少年超重率从 4.5% 上升到 9.6%,肥胖率从 2.1% 上升到 6.4%(见图 1-2)。

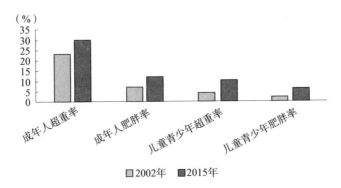

图 1-2 中国成年人和儿童青少年肥胖率均在上升

除了肥胖问题,随着社会的发展,人们的生活方式也发生了巨大变化,由此带来了各种各样的疾病。习近平总书记于 2016 年在全国卫生与健康大会上指出:"当前,由于工业化、城镇化、人口老龄化,由于疾病谱、生态环境、生活方式不断变化,我国仍然面临多重疾病威胁并存、多种健康影响因素交织的复杂局面,我们既面对着发达国家面临的卫生与健康问题,也面对着发展中国家面临的卫生与健康问题。如果这些问题不能得到有效解决,必然会严重影响人民健康,制约经济发展,影响社会和谐稳定。"❶ 因此,提出健康中国战略对于系统地解决我国人民逐渐凸显的各种健康问题十分重要。

2. 健康中国是高质量发展阶段的必然要求

第一,健康中国战略彰显了我国治国理政的新理念。党的十八

---

❶ 把人民健康放在优先发展战略地位努力全方位全周期保障人民健康〔N〕. 人民日报,2016-08-21.

大以来，以习近平同志为核心的党中央形成了一系列治国理政的新理念、新思想和新战略。2016 年，在全国卫生与健康大会上，习近平总书记强调："健康是促进人全面发展的必然要求，是经济社会发展的基础条件，是民族昌盛和国家富强的重要标志，也是广大人民群众的共同追求。"❶ 健康中国战略是治国理政新理念的表现，需要认真落实。

第二，健康中国战略是我国发展的大势所趋。放眼全球，一些欧美发达国家早在 20 世纪 70 年代就已启动了"国民健康提升计划"。随着我国国民生活水平的提高，以及人口老龄化的加速到来，人们对于就医、健身、养老、旅游、环保等与健康相关的需求越来越多，建设健康中国正当其时。同时，我国医药卫生体制改革已进入深水区。深化医药卫生体制改革，完善医疗卫生服务体系，解决群众看病就医问题是建设健康中国的重要方面。此外，我国正处于"两个一百年"建设的关键时期，实现高质量发展，满足人民群众对美好生活的需求是党和国家的重要职责。这也对于健康中国战略的实施提出了必然要求。

（三）如何落实"健康中国战略"

第一，坚持中国共产党的领导。习近平总书记在多个场合强调了健康中国建设的重要性。对于认真落实健康中国战略而言，坚持中国共产党对卫生健康事业的领导就是遵循正确的政治指引和方向。坚持中国共产党的领导是落实健康中国战略不可动摇的底线。

第二，确保"以人民利益"为中心。中华人民共和国成立以来，中国共产党一直坚持全心全意为人民服务的宗旨，落实健康中国战略要将人民权益放在优先发展的地位，努力提高全民健康水平，这

---

❶ 把人民健康放在优先发展战略地位努力全方位全周期保障人民健康［N］. 人民日报，2016 - 08 - 21.

也符合健康中国的根本目的——实现全民健康。同时，在落实健康中国战略的过程中，要从人民群众的需求出发制定相关政策措施，满足人民群众的基本健康需求。因此，确保"以人民利益为中心"是落实健康中国战略必须遵循的原则。

第三，深化医药卫生体制改革。深化医药卫生体制改革主要包括三个方面：一是完善制度建设，党的十九大明确提出了"三个制度一个体系"，即全面建立中国特色基本医疗卫生制度、医疗保障制度和优质高效的医疗卫生服务体系，健全现代医院管理制度；二是加强队伍建设，即加强基层医疗卫生服务体系和全科医生队伍建设；三是促进政府与市场互补，即要让政府与市场在医疗卫生领域中优势互补，共同发力。可见，深化医药卫生体制改革是落实健康中国战略的必经之路。

第四，树立"大健康"理念。要将"大健康"理念融入健康生活的方方面面，扩展健康服务内涵，加大心理健康问题等基础性研究，更加关注疾病易感人群，如尚未患病的老人、儿童、亚健康人群等。正如习近平总书记反复强调的那样，"要重视少年儿童健康，全面加强幼儿园、中小学的卫生与健康工作，提高学生主动防病意识。要重视重点人群健康，保障妇幼健康，为老年人提供连续的健康管理服务和医疗服务，努力实现残疾人'人人享有康复服务'的目标。"❶ 所以，树立"大健康"的理念是落实健康中国战略的思想标杆。

二、"健康陕西建设"的理念

健康陕西建设是健康中国战略的重要组成部分，健康陕西建设

---

❶ 把人民健康放在优先发展战略地位努力全方位全周期保障人民健康［N］. 人民日报，2016 - 08 - 21.

理念应遵循健康中国建设的理念。关于健康中国建设的理念，国家医疗保障局的负责人认为："'十三五'时期的'健康中国'目标，需以五大发展理念为指导来逐步实现。"❶ 这五大发展理念分别是创新、协调、绿色、开放和共享。同样，这五大发展理念也是健康陕西应当遵循的理念。

（一）创新

坚持创新发展理念有利于健康陕西建设保持活力。该理念包括两个部分。

第一，深化医药卫生体制改革。"目前国家正在深化医疗卫生体制改革，改革之后会更强调'三医联动'，即医疗、医保、医药三方面联动，为老百姓提供更好的医疗服务，不断提高医疗保障的筹资水平和保障水平，降低药品价格的虚高。同时，强化医学和医药生物产业的创新，还要发展健康服务业，这也是未来经济社会发展新的增长点。"❷

第二，创新工作思路。"政府公共财政持续高投入医疗卫生服务发展的模式，在新常态下很难持续。要走中国特色发展之路，就要更加重视公共卫生，把预防关口前移，将有限的财政资金用于引导老百姓的健康生活方式和健康生活行为。从卫生经济学角度来讲，这是性价比最高的选择，同时也符合中国作为发展中国家的现实情况。希望通过加强公共卫生服务能力的建设，包括中国特有的爱国卫生运动等方式，走出一条具有中国特色的创新型医疗卫生体制改革之路。"❸ 将资金更多地用于预防的工作思路能够更好地预防疾病的发生，是对之前工作思路的创新。由此可见，坚持创新发展理念

---

❶ 张菀航. 以五大发展理念引领"健康中国"建设［J］. 中国发展观察，2016（3）：32.

❷❸ 同❶。

有助于一步步地优化健康陕西建设的方式方法，进而促进健康陕西建设取得更优的成效。

（二）协调

坚持协调发展理念有利于健康陕西建设稳定推进。该理念包括两个方面。

第一，医药部门和其他行业部门之间的协调配合。国家医疗保障局的负责人认为："'健康中国'事业不仅关系到医疗卫生这一个行业和部门，而应将'健康'融入所有政策。"❶ 同样，健康陕西的建设也应该发动其他行业和部门的力量，让其他行业和部门积极参与进来，承担一定的职责和工作。除此之外，还应该注重其他行业和部门与医疗卫生部门之间的相互配合，促进相互之间的深入合作。

第二，健康事业发展与经济发展的协调。国家医疗保障局副局长李滔认为："让人活得更长，活得更久，活得更健康，才是发展的最终目的。如果人均寿命只有四五十岁，用这样的代价换取经济社会的发展，这值得商榷。"❷ 从国际经验来看，发达国家都建立了相对完善的健康影响评估体系，在以经济社会发展为目标的公共政策出台之前，要进行健康影响因素评价，评价结果会影响政策能否得以顺利出台，在部分国家甚至采取了一票否决。如今，中国经济发展取得了举世瞩目的成就，物质生活需要得到极大满足，但随之而来的雾霾、肿瘤等影响老百姓健康的危险因素也愈来愈多。因此，确保健康事业的发展和经济发展之间的协调对于全民健康和健康陕西的建设具有重要意义。坚持协调发展理念有利于动员其他行业和部门积极参与到健康陕西建设之中，也有利于健康陕西建设与陕西

---

❶ 张菀航. 以五大发展理念引领 "健康中国" 建设 ［J］. 中国发展观察，2016（3）：32.

❷ 同❶。

经济发展之间的协调和平衡，由此保障健康陕西建设的稳定推进。

（三）绿色

坚持绿色发展理念有利于健康陕西建设可持续推进。该理念主要包括两个方面。

第一，建设"健康城市"。"创建文明城市和卫生城市，是当前政府重要的抓手。如今各地积极启动'健康城市'建设，着力打造卫生城市的'升级版'。"[1] 健康陕西的建设应以建设"健康城市"为抓手，积极采取措施推动"健康城市"的建设。除此之外，应加入可持续发展的理念，在"健康城市"建设的过程中，相关基础设施应该遵循绿色、环保的基本要求。

第二，建设"绿色"医疗服务体系。国家医疗保障局负责人认为："医疗服务体系也应引入绿色理念，医院的建筑应保证绿色、节能、环保，医疗服务行为也要"绿色化"，尽量减少医源性的损伤，减少过度治疗。"[2] 健康陕西的建设也需要引入"绿色"的理念，并将"绿色"理念与卫生健康行业、部门的工作相融合，促进健康陕西的可持续发展。坚持绿色发展理念有利于促进"健康城市"和"绿色"医疗服务体系的建设，有利于健康陕西建设的可持续推进。

（四）开放

坚持开放发展理念有利于健康陕西建设内容丰富和多元。"在'健康中国'的建设中也要积极'引进来''走出去'，用开放的态度推进建设和发展。在'引进来'方面，中国可以学习借鉴发达国

---

[1] 张莞航. 以五大发展理念引领"健康中国"建设 [J]. 中国发展观察, 2016 (3)：32.

[2] 同[1]。

家高精的医疗技术以及国民健康服务体系建设的相关经验。在'走出去'方面，我国优秀的医疗服务模式也应向外输出，比如2014年埃博拉传染病的'联防联控'模式等。这些模式对发展中国家，特别是对'一带一路'国家具有示范和引领作用。除了对外开放，也要扩大对内开放的力度，促进社会办医，满足多元健康需求。在健康服务业的上下游，包括生物医药、康复养老、国际旅游等领域，都应加大开放力度，把一些市场份额让给社会资本。"❶ 遵循"引进来"和"走出去"的思想，健康陕西的建设可以学习和借鉴更多外省的相关做法和经验，也可以把健康陕西建设的好做法和好经验传递出去。在借鉴的过程中，要结合健康陕西建设的实际情况，相互交流和沟通，要秉承"取其精华，去其糟粕"的态度。坚持开放发展理念有助于健康陕西建设吸取更多的好做法和好经验，也有助于各个省份之间的交流和沟通，有利于健康陕西建设向丰富多元的方向发展。

（五）共享

坚持共享发展理念有利于健康陕西建设扎实落地。国家医疗保障局负责人认为："'健康中国'的建设，最终也应该是人人享有改革的红利。"❷ 共享需要人人参与、人人尽力、人人共享。深化医疗卫生体制改革的最终目标，是要实现人人享有基本医疗卫生服务。这种人人共享的结果有助于动员人民群众参加到健康陕西的建设之中，同时，健康陕西的建设也离不开每一个人的参与，只有每个人都参与其中，才能真正形成共享的局面，进而产生良性循环。但是，想要发动人民群众积极参加到健康陕西的建设之中，

---

❶ 张菀航. 以五大发展理念引领"健康中国"建设［J］. 中国发展观察，2016（3）：32.

❷ 同❶。

必须要采取一定的措施来激发人民群众的热情，必须要向人民群众大力宣传健康的重要性，除此之外，还可以制定一些奖惩措施激发人民群众的活力。坚持共享发展理念，即努力在健康陕西建设的过程中形成人人参与、人人尽力、人人共享的局面，人民群众的积极参与在很大程度上将会加快健康陕西建设的步伐，推动健康陕西建设扎实落地。

三、"健康陕西建设"的目标

《"健康中国 2030"规划纲要》提出了健康中国建设"三步走"的目标，即"2020 年，主要健康指标居于中高收入国家前列"，到"2030 年，主要健康指标进入高收入国家行列"的战略目标，并展望 2050 年，提出"建成与社会主义现代化国家相适应的健康国家"的长远目标。健康陕西建设是健康中国战略的重要组成部分，健康陕西建设也应该遵循健康中国建设"三步走"的目标。健康陕西建设的最终目标是实现全省人民健康，其具体目标主要包括五个方面：一是提升全省人民健康水平；二是有效控制健康危险因素；三是大幅提升健康服务能力；四是显著扩大健康产业规模；五是加快完善健康制度体系（见图 1 - 3）。

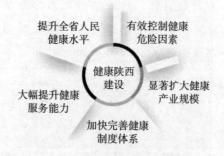

图 1 - 3　健康陕西建设的目标

(一)提升全省人民健康水平

提升全省人民健康水平是健康陕西建设的最终目标。这一目标主要包含三个方面：一是明显增强全省人民身体素质；二是逐步提升全省人民心理健康素养；三是显著提高人均健康预期寿命，到 2030 年实现人均预期寿命 79.0 岁；四是更加关注弱势群体的健康状况。除此之外，针对提升全省人民健康水平还设置了一些具体的衡量指标。主要指标如表 1-1 所示。

表 1-1 陕西省人民健康水平具体指标

指 标	2020 年标准	2030 年标准
人均预期寿命	77.3 岁	79.0 岁
婴儿死亡率‰	降至 7.5	降至 5.0
5 岁以下儿童死亡率‰	降至 9.5	降至 6.0
孕产妇死亡率	降至 18.0（1/10 万）	降至 12.0（1/10 万）
城乡居民达到《国民体质测定标准》合格以上的人数比例（%）	90.6	92.2
居民健康素养水平（%）	20	30
经常参加体育锻炼人数	4.35 亿人	5.3 亿人

(二)有效控制健康危险因素

有效可控制健康危险因素是健康陕西建设的关键目标。这一目标主要包含五个方面：一是大幅提高全民健康素养；二是全面普及健康生活方式；三是基本形成有利于健康的生产生活环境；四是有效保障食品药品安全；五是消除一批重大疾病危害。其中，健康危险因素主要指能使疾病或死亡发生的可能性增加的因素，或者是能使健康不良后果发生概率增加的因素。健康危险因素有很多，主要包括环境因素、生物遗传因素、医疗卫生服务因素、行为生活方式因素等，而且健康危险因素具有潜伏期长、联合作用、特异性弱和广泛存在的特点。与健康危险因素联系较密切的疾病主要有冠心病、肺癌、肝硬化、糖尿病、高血压、肥胖、脑血管病和车祸、自杀等。另外，有效控制是非常重要的，一般通过均衡营养、合理膳食控制；戒烟限酒；坚持运动；劳逸结合、放松心态等措施进行控制，但是想要真正做到有效控制就必须找到总抓手并设置相关的具体指标加以衡量。

（三）大幅提升健康服务能力

大幅提升健康服务能力是健康陕西建设的核心目标。这一目标主要包含以下四个方面：一是全面建立优质高效的整合型医疗卫生服务体系和完善的全民健身公共服务体系；二是进一步完善健康保障体系；三是大力提升健康科技创新整体实力，使其位居世界前列；四是显著提高健康服务质量和水平。其中的健康服务不同于医疗服务，人民群众产生医疗服务需求的前提是生病，这个需求弹性较小、服务特殊性强。而健康服务是以医疗服务为中心的前移和后延，这样就极大地扩展了医疗服务的范畴。对于健康服务来说，生病不是产生健康服务需求的前提，具有少生病、生小病、晚生病需求的人民群众都可以寻求健康服务的帮助，需求弹性相对较大。除此之外，针对大幅提升健康服务能力，还设置了一些具体的衡量指标。主要指标如表1-2所示。

表1-2　健康服务能力指标

指　　标	2020 年目标 （对比 2015 年）	2030 年目标 （对比 2015 年）
重大慢性病过早死亡率（%）	17.19	13.37
每千常住人口中执业（助理）医师人数（人）	2.5	3.0
个人卫生支出占卫生总费用的比重（%）	28	25

（四）显著扩大健康产业规模

显著扩大健康产业规模是健康陕西建设的主要目标。这一目标主要包含两个方面：一是建立起体系完整、结构优化的健康产业体系；二是形成一批具有较强创新能力和国际竞争力的大型企业，成为国民经济支柱性产业。其中，健康产业是具有巨大市场潜力的新兴产业，它是一种复合型产业，包括了医疗产品、保健用品、营养食品、医疗器械、保健器具、休闲健身、健康管理、健康咨询等多个与人类健康紧密相关的生产和服务领域。健康产业具有辐射面广、吸纳就业人数多、拉动消费作用大的特点，也担负着拉动内需增长和保障改善民生的重要功能。除此之外，针对显著扩大健康产业规模还设置了具体的衡量指标。主要指标是到 2020 年健康服务业总规模超过 8 万亿元，到 2030 年达到 16 万亿元。

（五）加快完善健康制度体系

加快完善健康制度体系是健康陕西建设的基本目标。这一目标主要包含三个方面：一是进一步健全健康的政策法律法规体系，这一政策法规体系应当坚持"一切从实际出发"的基本原则，以人民群众利益为中心，包含人民群众健康生活的各个方面，并在建成之后遵循"有法可依、有法必依、执法必严、违法必究"的理念；二是逐渐完善健康领域治理体系，尤其要平衡政府与市场在健康领域的关系，让政府与市场在医疗卫生领域中优势互补、共同发力，同时兼顾效率和公平；三是基本实现治理能力现代化，治理能力现代化包含着很多层面。首先，其主题是健康，目的是加快完善健康制度体系，促进健康陕西建设；其次，从横向来看，治理能力现代化可以分为食品安全治理能力现代化、卫生健康治理能力现代化等；最后，从纵向来看，治理能力现代化可以分为国家治理能力现代化和基层治理能力现代化。通过健康制度体系的建设，为健康卫生事业的长远发展提供有效支撑。

四、"健康陕西建设"的路径

在遵循健康陕西建设理念的基础上，想要达到健康陕西建设的目标，需要明确的路径和具体的做法。健康陕西建设的路径是遵循"一切从实际出发"的基本原则，结合人民群众实际需求、陕西省经济发展基本情况和健康中国建设思路的情况下发展出来的（见图1－4）。

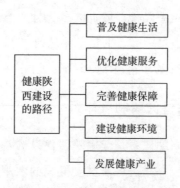

图1－4　健康陕西建设的路径

（一）普及健康生活

普及健康生活是健康陕西建设的核心。普及健康生活方式的主要做法是从健康促进的源头入手，强调个人健康责任，通过加强健康教育，提高全民健康素养，广泛开展全民健身运动，塑造自主自律的健康行为，引导群众形成合理膳食、适量运动、戒烟限酒、心理平衡的健康生活方式。该路径的主要内容如表1－3所示。

表 1 – 3 普及健康生活的路径

主要内容	具体措施
加强健康教育	健康教育纳入国民教育体系
	推进健康学校示范建设
塑造自主自律的健康行为	引导合理膳食
	开展戒烟限酒
	促进心理健康
	减少不安全性行为和毒品危害
提高全民身体素质	完善全民健身公共服务体系
	广泛开展全民健身运动
	加强体医融合和非医疗健康干预
	促进重点人群体育活动

(二) 优化健康服务

优化健康服务是健康陕西建设的主要内容。优化健康服务的主要做法是以妇女儿童、老年人、贫困人口、残疾人等人群为重点，从疾病的预防和治疗两个层面采取措施，强化覆盖全民的公共卫生服务，加大慢性病和重大传染病的防控力度，实施"健康扶贫工程"，创新医疗卫生服务供给模式，发挥中医治未病的独特优势，为群众提供更优质的健康服务。该路径的主要内容如表 1 – 4 所示。

表 1 – 4 优化健康服务的路径

主要内容	具体措施
强化覆盖全民的公共卫生服务	防治重大疾病
	完善计划生育服务管理
	推进基本公共卫生服务均等化
提供优质高效的医疗服务	完善医疗卫生服务体系
	创新医疗卫生服务供给模式
	提升医疗服务水平和质量

主要内容	具体措施
充分发挥中医药独特优势	提高中医药服务能力
	发展中医养生保健治未病服务
	推进中医药继承创新
加强重点人群健康服务	提高妇幼健康水平
	促进健康老龄化
	维护残疾人健康

（三）完善健康保障

完善健康保障是健康陕西建设的基础。完善健康保障的主要做法，是通过健全全民医疗保障体系，深化公立医院、药品、医疗器械流通体制改革，降低虚高价格，切实减轻群众看病负担，改善就医感受。加强各类医保制度整合衔接，改进医保管理服务体系，实现保障能力长期可持续。该路径主要包含两个方面：一是健全医疗保障体系。其具体措施为：完善全民医保体系、健全医保管理服务体系和积极发展商业健康保险。二是完善药品供应保障体系。其具体措施为：深化药品、医疗器械流通体制改革，以及完善国家药物政策。

（四）建设健康环境

建设健康环境是健康陕西建设的源泉。建设健康环境的主要做法是针对影响健康的环境问题，开展大气、水、土壤等污染防治，加强食品、药品安全监管，强化安全生产和职业病防治，促进道路交通安全，深入开展爱国卫生运动，建设健康城市和健康村镇，提高突发事件的应急能力，最大限度减少外界因素对健康的影响。该路径主要内容如表1-5所示。

表 1-5 建设健康环境的路径

主要内容	具体措施
深入开展爱国卫生运动	加强城乡环境卫生综合整治
	建设健康城市和健康村镇
加强影响健康的环境问题治理	深入开展大气、水、土壤等污染防治
	实施工业污染源全面达标排放计划
	建立健全环境与健康监测、调查和风险评估制度
保障食品药品安全	加强食品安全监管
	强化药品安全监管
完善公共安全体系	强化安全生产和职业健康
	促进道路交通安全
	预防和减少伤害
	提高突发事件应急能力
	健全口岸公共卫生体系

(五) 发展健康产业

发展健康产业是健康陕西建设的重中之重。公共部门要区分基本和非基本,优化多元办医格局,推动非公立医疗机构向高水平、规模化方向发展。加强供给侧结构性改革,支持发展健康医疗旅游等健康服务新业态,积极发展健身休闲运动产业,提升医药产业发展水平,不断满足群众日益增长的多层次、多样化健康需求。该路径的主要内容如表 1-6 所示。

表 1-6 发展健康产业的路径

主要内容	具体措施
优化多元办医格局	进一步优化政策环境,优先支持社会力量举办非营利性医疗机构,推进和实现非营利性民营医院与公立医院同等待遇
	加大政府购买服务的力度,支持保险业投资、设立医疗机构,推动非公立医疗机构向高水平、规模化方向发展,鼓励发展专业性医院管理集团
	加强政府监管、行业自律与社会监督,促进非公立医疗机构规范发展

续表

主要内容	具体措施
发展健康服务新业态	积极促进健康与养老、旅游、第三方服务、科技、互联网、健身休闲、食品融合
积极发展健身休闲运动产业	进一步优化市场环境，培育多元主体，引导社会力量参与健身休闲设施建设
促进医药产业发展	加强医药技术创新，提升产业发展水平

第2章 读懂"健康陕西"蓝图："健康陕西2030"

健康陕西建设事关健康中国战略的落实和全省人民的健康，为了更好地落实"健康中国战略"，健康陕西建设逐步被提上日程，随后被上升为全省战略。中共陕西省委、陕西省人民政府已联合印发《"健康陕西2030"规划纲要》，并以抓落实为主旋律，积极组织落实《"健康陕西2030"规划纲要》，努力将"设计图"变为"施工图"。

推进健康陕西建设具体分两个阶段：第一个阶段，到2020年，健康陕西框架基本形成，覆盖城乡居民的基本医疗卫生制度基本建立，影响健康的突出问题得到有效解决，人民健康素养水平持续提高，人人享有基本医疗卫生服务和基本体育健身服务，健康产业体系比较完善，健康环境明显改善，主要健康指标达到西部领先水平；第二个阶段，到2030年，健康陕西基本建成，促进全民健康的制度体系更加完善，人人享有高质量的健康服务和高水平的健康保障，人民更加健康长寿，环境更加优美，社会更加和谐，各项健康指标大幅度提升。

"健康是促进人的全面发展的必然要求，是经济社会发展的基础条件，是民族昌盛和国家富强的重要标志，也是广大人民群众的共同追求。"❶ 健康陕西的建设要牢固树立和贯彻落实创新、协调、绿色、开放、共享的发展理念，坚持正确的卫生与健康工作方针，坚持健康优先、改革创新、科学发展、公平公正的原则，以提高人民健康水平为核心，以体制、机制、改革、创新为动力，从广泛的健康影响因素入手，以普及健康生活、优化健康服务、完善健康保障、建设健康环境、发展健康产业为重点，全方位、全周期保障全省人民健康。

"健康陕西 2030" 的主要指导思想是全国卫生与健康大会精神和习近平新时代中国特色社会主义思想。其主要特点是全面性、深刻性、创新性和协调性。其关键做法主要是，坚持预防为主理念，推进 "健康细胞" 建设，促进健康城市建设，以及探索 "互联网 + 医疗健康" 模式。"健康陕西 2030" 的落实具有重大意义，有助于提高全省人民的健康素养，有助于提高基层健康治理水平，也有助于健康中国战略的落实。

一、"健康陕西 2030" 的指导思想

《"健康陕西 2030" 规划纲要》以《"健康中国 2030" 规划纲要》为基础，同时结合陕西省经济社会发展的基本情况。习近平总书记在全国卫生与健康大会上指出："各级党委和政府要把这项重大民心工程摆上重要日程，强化责任担当，狠抓推动落实"。《"健康陕西 2030" 规划纲要》的印发，以及对《"健康陕西 2030" 规划纲

---

❶ 把人民健康放在优先发展战略地位努力全方位全周期保障人民健康 [N]. 人民日报，2016 – 08 – 21.

要》的积极学习,正是对习近平总书记指示的落实。《"健康陕西
2030"规划纲要》的主要指导思想是全国卫生与健康大会精神和中
国特色社会主义思想。

(一) 全国卫生与健康大会精神

全国卫生与健康大会于 2016 年 8 月 19—20 日在北京召开,习近
平总书记出席此次大会并发表重要讲话。他强调:"没有全民健康,
就没有全面小康。要把人民健康放在优先发展的战略地位,以普及
健康生活、优化健康服务、完善健康保障、建设健康环境、发展健
康产业为重点,加快推进健康中国建设,努力全方位、全周期保障
人民健康,为实现'两个一百年'奋斗目标、实现中华民族伟大复
兴的中国梦打下坚实健康基础。"❶ 在全国卫生与健康大会上,习近
平总书记的讲话,指出了人民健康的重要性、解决健康问题的急迫
性,以及改善健康现状的路径,为我国确立下一阶段卫生健康事业
的发展和"健康中国战略"的落实指明了前进的方向。此次全国卫
生与健康大会对于健康陕西的建设具有重大指导意义,尤其是习近
平总书记在会议上强调的健康问题的重要性、绿色可持续发展理念
和以人民利益为中心的思想,都成为了"健康陕西 2030"的指导
思想。

1. 健康问题亟待解决

"健康问题亟待解决、刻不容缓"的精神是"健康陕西 2030"
需要学习贯彻的根本。在全国卫生与健康大会上,习近平总书记强
调指出:"当前,由于工业化、城镇化、人口老龄化,由于疾病谱、
生态环境、生活方式不断变化,我国仍然面临多重疾病威胁并存、

---

❶ 习近平:把人民健康放在优先发展战略地位 [EB/OL]. http://www. xinhua-
net. com//politics/2016 – 08/20/c_1119425802. htm, 2016 – 08 – 20.

多种健康影响因素交织的复杂局面，我们既面对着发达国家面临的卫生与健康问题，也面对着发展中国家面临的卫生与健康问题。如果这些问题不能得到有效解决，必然会严重影响人民健康，制约经济发展，影响社会和谐稳定。"❶

随着我国经济社会的发展，人民的生活方式逐步发生了改变，由此带来了各种各样的健康问题，如果不认真解决，那么人民的卫生与健康问题就会日益复杂化、严重化。健康陕西建设秉持"健康问题亟待解决、刻不容缓"的精神，积极解决各种健康问题，认真落实"健康陕西2030"规划，努力探索健康陕西建设的具体路径和做法，推动健康陕西的建设，可以为其他省份卫生健康工作提供好做法和好经验，为健康中国建设贡献力量和智慧。

2. 绿色可持续发展理念

绿色可持续发展理念是"健康陕西2030"需要学习贯彻的基础。绿色可持续发展理念主要包括生态环境绿色可持续发展、卫生运动可持续发展以及食品安全三个方面。第一，生态环境绿色可持续发展。在全国卫生与健康大会上，习近平总书记指出："良好的生态环境是人类生存与健康的基础。要按照绿色发展理念，实行最严格的生态环境保护制度，建立健全环境与健康监测、调查、风险评估制度，重点抓好空气、土壤、水污染的防治，加快推进国土绿化，切实解决影响人民群众健康的突出环境问题。"❷ 由此可见，生态环境的绿色可持续发展是人民健康生活的基础，必须重点落实；第二，卫生运动可持续发展。在全国卫生与健康大会上，习近平总书记指出："要继承和发扬爱国卫生运动优良传统，持续开展城乡

---

❶ 把人民健康放在优先发展战略地位努力全方位全周期保障人民健康［N］. 人民日报，2016－08－21.
❷ 同❶。

环境卫生整洁行动，加大农村人居环境治理力度，建设健康、宜居、美丽家园。"❶ 卫生运动的开展不仅事关卫生健康环境建设，更重要的是，人民积极参与卫生运动的精神和对这种精神的传承；第三，食品安全。在全国卫生与健康大会上，习近平总书记指出："要贯彻食品安全法，完善食品安全体系，加强食品安全监管，严把从农田到餐桌的每一道防线。"❷ "民以食为天，食以安为先"，食品安全事关每个人的健康，必须加强监管。

由此可见，绿色可持续发展理念深深融入生态环境建设、卫生运动发展以及食品安全监管中，促进了健康环境的建设。"健康陕西 2030"深入学习和贯彻了绿色可持续发展理念，并将其融入各类健康工作中，推动了健康陕西的建设和"健康陕西 2030"的落实。

3. 以人民利益为中心

"以人民利益为中心"是"健康陕西 2030"需要学习贯彻的根本。在全国卫生与健康大会上，习近平总书记指出："我们党从成立起就把保障人民健康同争取民族独立、人民解放的事业紧紧联系在一起。"❸ 以人为本是科学发展观的核心，是中国共产党全心全意为人民服务根本宗旨的体现。同时，习近平总书记强调："在推进健康中国建设的过程中，我们要坚持中国特色卫生与健康发展道路，把握好一些重大问题。要坚持正确的卫生与健康工作方针，以基层为重点，以改革创新为动力，预防为主，中西医并重，将健康融入所有政策，人民共建共享。要坚持基本医疗卫生事业的公益性，不断完善制度、扩展服务、提高质量，让广大人民群众享有公平可及、

---

❶　把人民健康放在优先发展战略地位努力全方位全周期保障人民健康［N］. 人民日报，2016 - 08 - 21.

❷　同❶.

❸　习近平：把人民健康放在优先发展战略地位［EB/OL］. http：//www. xinhua-net. com//politics/2016 - 08/20/c_1119425802. htm，2016 - 08 - 20.

系统连续的预防、治疗、康复、健康促进等健康服务。要坚持提高医疗卫生服务质量和水平，让全体人民公平获得。要坚持正确处理政府和市场关系，在基本医疗卫生服务领域政府要有所为，在非基本医疗卫生服务领域市场要有活力。"❶ 由此可见，健康中国建设的终极目标是全民健康，为人民服务是健康中国建设的基本原则，中国特色卫生与健康发展道路是健康中国建设必须坚持的基本道路。

综上所述，全民健康是健康中国建设的终极目标，健康陕西建设也是以全省人民的健康为目标，根据人民群众的实际需求进行路径和目标的设计，制定了《"健康陕西2030"规划纲要》，在逐步落实的过程中，必须继续坚持贯彻落实"以人民利益为中心"的思想，为人民群众的健康着想，造福人民群众。

（二）习近平新时代中国特色社会主义思想

习近平新时代中国特色社会主义思想是健康中国建设的指导思想，也是健康陕西建设的指导思想。坚持中国特色卫生与健康发展道路，对于健康陕西的建设，以及《"健康陕西2030"规划纲要》的制定和落实具有非常重要的指导作用，尤其是其中"实事求是"的思想。正如邓小平同志指出的那样，"过去我们搞革命所取得的一切胜利，是靠实事求是；现在我们要实现四个现代化，同样要靠实事求是。"❷ 实事求是作为党的思想路线，它始终是马克思主义中国化理论成果的精髓和灵魂，是毛泽东思想的精髓和灵魂，是包括邓小平理论、"三个代表"重要思想、科学发展观和习近平新时代中国特色社会主义思想在内的中国特色社会主义理论体系的精髓和灵魂；

---

❶ 习近平：把人民健康放在优先发展战略地位 [EB/OL]. http://www.xinhuanet.com//politics/2016-08/20/c_1119425802.htm, 2016-08-20.
❷ 实事求是为什么如此重要 [EB/OL]. http://theory.people.com.cn/n1/2018/0928/c40531-30317911.html, 2018-09-28.

它始终是中国共产党人认识世界和改造世界的根本要求,是我们党的基本思想方法、工作方法和领导方法,是党带领人民推动中国革命、建设、改革事业不断取得胜利的重要法宝。

"实事求是"思想是"健康陕西 2030"遵循的指导思想,对《"健康陕西 2030"规划纲要》的制定以及健康陕西相关政策的出台都具有重要的指导作用。除此之外,"实事求是"思想也将成为今后健康陕西建设需要遵循的基本原则之一。

二、"健康陕西 2030"的主要特点

陕西省卫生与健康大会于 2017 年 2 月 28 日在西安召开,时任陕西省委书记娄勤俭出席并讲话。他强调:"要认真学习贯彻习近平总书记在全国卫生与健康大会上的重要讲话,坚定不移走中国特色卫生与健康发展道路,以基层为重点,以改革创新为动力,扎实推进健康陕西建设,为全面建成小康社会、加快追赶超越提供健康保障"❶。由此,健康陕西建设逐渐上升为全省战略,并且中共陕西省委、陕西省人民政府已联合印发《"健康陕西 2030"规划纲要》。"健康陕西 2030"已成为事关全省人民健康的重要规划,它的主要特点为全面性、深刻性、创新性和协调性。

(一)全面性

"健康陕西 2030"的全面性主要指《"健康陕西 2030"规划纲要》涉及基本医疗卫生和健康促进的各方面。

《"健康陕西 2030"规划纲要》在制定的过程中考虑到了卫生健康事业的方方面面,包括制度设计、健康服务、人民需求等,体现

---

❶ 陕西省卫生与健康大会加快建设健康陕西. http://news. eastday. com/eastday/13news/auto/news/china/20170301/u7ai6551674. html,2017 - 03 - 01.

出了全面性的特点。《"健康陕西 2030"规划纲要》首先阐述了人民健康和推进健康陕西建设的重大意义，明确了《"健康陕西 2030"规划纲要》的基本定位。而后阐述了"以人民为中心"的发展思想，以及创新、协调、绿色、开放、共享的发展理念，并说明健康陕西建设将坚持以基层为重点，以改革创新为动力，预防为主，中西医并重，将健康融入所有政策，以提高人民健康水平为核心。同时，《"健康陕西 2030"规划纲要》主要突出强调了三项重点内容：一是预防为主、关口前移，推行健康生活方式，减少疾病发生，促进资源下沉，实现可负担、可持续的发展；二是调整优化健康服务体系，强化早诊断、早治疗、早康复，在强基层的基础上，促进健康产业发展，更好地满足群众健康需求；三是将"共建共享"作为战略主题，坚持政府主导，动员人民参与，推动社会共建共享，人人自主自律，实现全省人民健康的最终目标。

《"健康陕西 2030"规划纲要》是相对完善的规划纲要，对于"健康陕西 2030"而言，这种全面性有利于健康陕西的建设，只有关注到每个社会成员的健康，考虑到各种各样的健康问题，才能保证卫生健康事业发展的持续推进，才能真正实现健康陕西。

（二）深刻性

"健康陕西 2030"的深刻性主要指对《"健康陕西 2030"规划纲要》的贯彻落实深入且彻底，这种深刻性主要体现在相关思想和精神的宣传和贯彻落实方面。

陕西省第四人民医院成立健康科普宣讲团，计划开展 100 场健康科普讲座，充分体现了"健康陕西 2030"在贯彻落实上的深刻性。为响应省委、省政府健康陕西"八大细胞"建设战略，贯彻落实全省卫生健康工作会议精神，陕西省第四人民医院对健康陕西"八大细胞"建设进行了安排部署，与此同时，该院抽调医疗专家，专门成立健康科普宣讲团,自 2019 年 3 月 5 日起,走进全省范围内的部分机关、军营、社区、村庄、学校、医院、企业和家庭,开展 100 场健康科普讲座,助力健康陕西"八大细胞"建设。健康科普宣讲团成员主要来自陕西省第四人民医院心内科、疾病预防控制科、老年病科等十余个科室。健康宣讲的内容包括"春季传染病的防控""肾病的早期发现"等。截至 2019 年 3 月 21 日,该院健康科普宣讲团已陆续举办 19 场讲座,宣讲范围已经覆盖到全省范围内的部分医院、学校、社区、村庄和家庭。该院还准备将宣讲活动扩展到军营、企业和机关,努力把健康理念播撒到各个角落,把健康行为覆盖到方方面面,把健康服务惠及所有居民。

"健康陕西 2030"不仅包括覆盖全省人民的健康行动,而且对每个人的健康认知程度也非常重视。正如陕西省第四人民医院党委书记李广勤所说:"对个人而言,健康的细胞决定了健康的体魄;对社会而言,机关、军营、社区、村庄、学校、医院、企业、家庭等'细胞'的健康,才能保证社会各方面的整体健康。成立健康科普宣讲团在全省范围内开展 100 场讲座,也是助力健康陕西建设的举措,今后我们还将持续开展多种多样的活动,继续为健康陕西的早日实现添砖加瓦。"❶ 科普健康知识有助于提升人们对健康的认知,科普和宣传健康知识是对《"健康陕西 2030"规划纲要》更加深入的贯彻落实,体现出"健康陕西 2030"的深刻性。

(三)创新性

"健康陕西 2030"的创新性主要指《"健康陕西 2030"规划纲要》对卫生与健康工作的工作思路和工作方式进行了创新。

"大健康"的发展理念是《"健康陕西 2030"规划纲要》对卫生

---

❶ 陕西省第四人民医院 100 场科普讲座助力健康陕西"八大细胞"建设 [EB/OL]. http://www.sxdaily.com.cn/n/2019/0321/c508 – 6477591 – 3.html,2019 – 03 – 21.

健康工作进行工作思路创新的重要指导思想之一。不仅包括个体身体健康，而且包括精神、心理、生理、社会、环境、道德等方面的完全健康。提倡的不仅有科学的健康生活，而且有正确的健康消费等。它涉及各类与健康相关的信息、产品和服务，也涉及各类组织为了满足社会健康需求采取的行动。当前我国居民主要健康指标总体上优于中高收入国家的平均水平，但随着工业化、城镇化、人口老龄化发展以及生态环境、生活方式的变化，维护人民健康面临一系列新的挑战。根据世界卫生组织研究，人的行为方式和环境因素对健康的影响越来越突出，"以疾病治疗为中心"难以解决人们的健康问题，也不可持续。因此，《"健康陕西 2030"规划纲要》确立了"以促进健康为中心"的"大健康观""大卫生观"，并提出将这一理念融入公共政策制定实施的全过程，统筹应对广泛的健康影响因素，全方位、全生命周期维护人民群众健康。

由此可见，"健康陕西 2030"确立了"大健康"的发展理念，并将其融入各相关政策之中，改善了以往的工作思路和方式，更加关注以往工作中被忽视的部分，对卫生与健康工作的工作思路和工作方式进行了创新，体现出"健康陕西 2030"的创新性。

（四）协调性

"健康陕西 2030"的协调性主要指《"健康陕西 2030"规划纲要》中包涵的相互合作精神，这种合作精神主要是指相互之间的协调配合，而且这种合作精神是广泛的，包括卫生健康行业与各个相关行业的合作。

第二届结核病长安论坛暨结核病诊疗规范化培训班的举办体现了国内各卫生健康部门和国内外的合作配合，体现了"健康陕西 2030"的协调性。为了解决结核病防治难题，创新新时代结核病治疗的思路，2019 年 4 月 11—14 日，第二届结核病长安论坛暨结核病诊疗规范化培训班在西安举办。主办方包括陕西省结核病防治院、北京结核病诊疗技术创新联盟、首都医科大学附属北京胸科医院、陕西省结核病质量控制中心、陕西省结核病防治临床中心、陕西省保健协会结核病防治专业委员会、陕西省结核病专科联盟,与会人员包括国内外专家和结核病防治机构的管理、临床、医技专业技术人员共 250 余人。陕西省结核病防治院院长刘锦程表示:"对标'一带一路'核心区和亚欧合作交流的国际化大都市的目标定位,我们更需紧跟结核病防治领域新形势。这次论坛主要围绕结核病的防治、管理、检测、诊断、治疗、科研、教学、协作等方面开展专题讲座、研讨和交流,助力健康中国、健康陕西建设。"❶

《"健康陕西 2030"规划纲要》的落实和实施不能只靠单独某一个部门或机构的力量,只有各个部门或机构相互配合、相互合作才能共同推动健康陕西的建设,这种相互之间合作配合的精神体现出"健康陕西 2030"的协调性。

三、"健康陕西 2030"的主要做法

《"健康陕西 2030"规划纲要》发布以来,各相关部门积极组织学习研讨会,按照《"健康陕西 2030"规划纲要》的规划认真落实工作,努力推进健康陕西建设。健康陕西建设的路径主要包括五个方面:普及健康生活、优化健康服务、完善健康保障、建设健康环境、发展健康产业。"健康陕西 2030"的主要做法如下。第一,坚持预防为主,积极进行疾病预防工作,推行健康文明的生活方式。第二,推进健康细胞示范建设,优化健康服务体系,坚持保基本、

---

❶ 打造防治新模式,健康陕西惠三秦 [EB/OL]. http: // www. shaanxi. gov. cn/ sxxw/ sxyw/ 138337. htm, 2019 – 04 – 25.

强基层、建机制，更好地满足人民群众的健康需求。第三，促进健康城市建设，坚持共建共享、全民健康，坚持政府主导，动员全社会参与，营造绿色安全的健康环境。第四，探索"互联网＋医疗健康"模式，将高科技手段和医疗健康相结合，为人民提供更便利的医疗服务，等等。

（一）坚持"预防为主"的方针

坚持"预防为主"的方针是健康陕西建设的前提，也是"健康陕西2030"的关键做法之一。坚持"预防为主"的方针对于疾病预防和控制来说是具有前瞻性的，把疾病预防和其他工作结合起来，可以有效地提高人民的健康水平，全方位保障人民的健康。

正如习近平总书记反复强调的："要坚定不移贯彻'预防为主'的方针，坚持防治结合、联防联控、群防群控，努力为人民群众提供全生命周期的卫生与健康服务。要重视重大疾病防控，优化防治策略，最大限度减少人群患病。"❶ 由此可见，预防对于疾病控制而言，是最经济、最有效的健康策略。陕西省按照《"健康陕西2030"规划纲要》的规划，合理安排相关工作，率先推动健康关口前移，从关系群众健康的最基本、最前沿、最薄弱的公共卫生抓起，推动卫生与健康事业从"以治病为中心"转向"以健康为中心"，从注重"治已病"转向注重"治未病"，真正夯实全民健康基石。同时，还将跳出卫计抓健康，发挥大健康统筹协调职能，推动将健康融入各部门、各行业政策的制定和实施当中，从人的生命起点到终点，提供系统连续的预防、保健、治疗、康复、促进等系列健康服务。

疾病预防已成为完善健康周期的重要组成部分，也是"大健康"

---

❶ 把人民健康放在优先发展战略地位努力全方位全周期保障人民健康［N］. 人民日报，2016－08－21.

理念落实的体现。预防为主是"健康陕西2030"自始至终全面贯彻落实的重要方略。

(二) 推进健康细胞建设

健康细胞示范建设是健康陕西建设的创新之举,也是"健康陕西2030"的关键做法之一。2018年10月16日,全省深化健康细胞示范建设电视电话会议在西安召开,它标志着陕西深化健康细胞示范建设正式启动,健康陕西建设迈出了坚实步伐。会议决定在陕西全面开展健康机关、健康军营、健康社区、健康村庄、健康学校、健康医院、健康企业、健康家庭八类健康细胞的示范建设(见表2-1)。

表2-1 陕西健康细胞建设主要内容

健康细胞	重点内容	具体做法
健康机关	健康环境改善	抓好机关环境卫生、健康食堂及健身、办公条件改善
	健康行为养成	抓好健康讲座、科学运动、戒烟限酒
	制度建设	大兴求真务实之风,力戒形式主义,提高工作实效,减少低效率、高强度的工作负担,落实法定休假制度
健康军营	健康军营文化	将健康理念融入军营管理运行全部工作,以健康膳食、科学训练、戒烟戒酒、健康宣讲等为主题,整洁军营环境,建设军营文化,强健官兵体魄,引导官兵科学训练,掌握必备的健康技能,不断提升健康素养和健康水平
	健康主题活动	
健康社区	健康环境改善	重点改善健身文化设施,建设无障碍环境,完善残疾人、老年人、幼儿服务设施,开展病媒生物防治,全面搭建健康建设支持性环境
	健康服务供给	着力开展健康教育和健康素养促进行动,引导居民养成"三减三健"等健康生活方式,做细做精家庭医生签约服务,不断提升居民健康水平

健康细胞	重点内容	具体做法
健康村庄	环境卫生整治	结合乡村振兴战略，整合项目资源，以治脏、治乱、治差为重点，扎实推进综合整治，同时加大改水改厕力度，严防水污染和面源污染
	公共卫生服务	全面落实公卫项目，加强对传染病、常见病、慢性病和地方病的有效管控，促进村民养成良好的生活行为方式，丰富村民文化体育生活，提高村民健康素养
健康学校	健康教育促进	加强健康校园主题建设，教学和生活设施布局合理，健康课、体育课达到国家规定课时，开展学生体质监测，建立师生健康体检和健康管理机制
	健康习惯培养	
健康医院	就医体验改善	将健康理念融入医院规划、建设、管理和运营全过程，充分体现人性化特点。加快推进医防结合，医院不仅要看病，而且要防病，应将健康教育与促进融入医疗服务当中，大力营造健康和谐诊疗环境，提供优质服务，提高患者就医体验
	职工健康关怀	
健康企业	健康制度建设	要全面落实企业安全生产责任，严防安全生产事故。强化法制意识，履行社会责任，加强废水、废气、固废和垃圾等处理管理。提高职业健康防护意识，定期开展职业健康检查，防范职业危害
	职业健康安全	
健康家庭	健康理念培育	全面加强健康教育和促进，引导家庭成员树立现代健康观，培植健康理念，主动了解和掌握基本的健康科普知识、科学育儿、老年人照护、常见病慢性病和传染病的预防、家庭急救和灾害逃生等相关知识和技能
	健康行为养成	

健康细胞示范建设是健康陕西建设过程中结合陕西实际情况进行的探索，是落实"健康陕西2030"的重要路径。

（三）促进健康城市建设

健康城市建设是健康陕西建设的关键做法之一。与健康细胞建设相比，促进健康城市建设是从更为整体、宏观的角度推进健康陕西建设，健康城市建设是健康细胞建设的支撑，城市健康细胞建设的最终目标是要实现健康城市。健康城市建设有利于健康环境整体优化,也有利于提高人民的健康素养。

　　健康城市是指从城市规划、城市建设到城市管理各个方面都以人的健康为中心,保障广大市民健康生活和工作,成为人类社会发展必需的健康人群、健康环境和健康社会有机结合的发展整体。目前,陕西省宝鸡市已基本完成了国家级健康城市试点第一周期的建设任务,安康、延安、汉中省级健康城市的试点建设取得了积极进展,西安、咸阳、渭南、榆林相继启动了健康城市建设,巩固了 9 个健康县城的建设成果,2019 年 11 个县、区启动了健康县城建设。对西安、宝鸡国家卫生城市进行了省级暗访和反馈,督促其整改提升。对 22 个国家级卫生县城的复审进行了省级评估。商洛市、神木市创建"全国卫生城市"已通过了国家资质审核。积极推进健康城市建设,对于城市的卫生建设、健康陕西建设乃至健康中国建设都具有推动作用。

(四) 探索"互联网 + 医疗健康"模式

　　"互联网 + 医疗健康"是健康陕西建设的崭新探索,也是"健康陕西 2030"的关键做法之一。"互联网 +"医疗服务的主要优势是提高了医疗服务效率。

　　"互联网 + 医疗健康"主要通过 App、微信公众号等互联网技术,由医疗卫生机构向患者提供预约诊疗、移动支付、结果查询、信息推送等便民惠民服务,同时,通过院内院外、线上线下信息互联共享等措施,减少患者等待时间,让患者就医更省心。除此之外,陕西省还鼓励有资质的医疗卫生机构积极开展互联网诊疗活动,为患者在线提供部分常见病、慢性病复诊服务和家庭医生签约服务。另外,陕西省还依托大型医疗卫生机构建立远程医学中心,开展远程门诊、远程影像、远程会诊等服务,大力推广

"基层检查、上级诊断"模式，让群众在社区或者所在乡镇就近享受到上级医院的诊疗服务，让患者就医更舒心。目前，陕西省在"互联网＋"应用试点的基础上还开展了电子健康卡应用试点工作，而且已允许医疗卫生机构使用"互联网医院"作为第二名称。在确保医疗质量和信息安全的前提下，医疗卫生机构可以提供部分常见病、慢性病复诊的线上服务。医师在掌握患者资料后，可在线开具部分常见病、慢性病处方。陕西省还支持医疗卫生机构、符合条件的第三方机构等搭建互联网信息平台，为群众提供安全可靠的健康咨询服务；支持医疗卫生机构联合互联网企业，发展远程医疗、健康咨询、健康管理服务。

由此可见，"互联网＋医疗健康"很好地把"互联网＋"技术和健康陕西建设结合起来，极大地便利了人民就医，为人民创造了更好的就医环境。

四、"健康陕西2030"的重大意义

"健康陕西2030"是健康陕西建设需要遵循的重要规划纲要，对此陕西省政府采取了多项措施推进健康陕西建设。健康陕西建设是健康中国建设的延伸，"健康陕西2030"的提出和贯彻落实具有重要意义，它可以帮助提升全省人民的健康素养、提高基层健康治理水平和健康中国战略的落实。

（一）提升全省人民健康素养

提升全省人民健康素养是健康陕西建设的终极目标，"健康陕西2030"的落实在一定程度上提升了全省人民的健康素养。其中，八大健康细胞示范建设对于提升全省人民的健康素养具有非常重要的作用。"健康细胞示范建设是实施健康陕西战略的有效载体，是提升全省人民群众健康水平的重要举措。"❶ 当然，健康学校建设对于从根本上提高人民健康素养也有非常重要的作用。因为健康教育是学生素质教育的重要内容，健康教育要从学生抓起，从小树立健康意识，掌握维护健康的知识和技能，形成科学、文明、健康的生活方式，是保障学生全面发展和终身健康的基础。除此之外，健康学校建设还注重加强校园传染病、常见病、多发病预防和控制，实施预防近视、肥胖、龋齿等行动，做好控烟干预，提高学生健康素养；开展心理健康教育，提供心理咨询帮助，培养学生乐观向上的心理素质；在高中开展性与生殖健康教育，传授生殖健康基本知识，普及性传播疾病、性侵害的预防方法，提高学生维护性与生殖健康的能力。

"健康陕西 2030" 采取了一系列措施，可以有效提高全省人民的健康素养。另外，《"健康陕西 2030" 规划纲要》对于人民健康素养的提升制定了一系列具体指标，想要达到这个具体指标，还需要继续探索符合陕西省实际情况的做法，积极贯彻落实《"健康陕西2030" 规划纲要》。

（二）提高基层健康治理水平

提高基层健康治理水平是 "健康陕西 2030" 的深刻落实产生的改变，《"健康陕西 2030" 规划纲要》的实施对于基层健康治理水平的提高产生了很大帮助，尤其是八大健康细胞示范建设。

八大健康细胞示范建设对基层健康治理水平的提升主要反映在健康村庄建设方面。2019 年，陕西省聘请 150 余名指导专家，成立了 8 类健康细胞示范建设省级专家指导组，深入基层开展咨询指导工作，召开两次健康村庄省级指导专家会议，先后 3 次组织 15 名省

---

❶ 陕西将全面开展 8 类健康细胞示范建设［EB/OL］. http：//news. hsw. cn/system/2018/1018/1032362. shtml，2018 - 10 - 18.

级指导专家深入 7 市 10 县区指导工作，并把健康村庄建设纳入各地乡村振兴战略、美丽宜居乡村建设，2019 年将建设健康村庄 1863 个，组成 5 个督导组，对全省 22 个县区，110 个健康村庄示范建设进行督导检查。加快建成与陕西省经济社会发展相协调、群众健康服务需求相适应的健康促进型省份。

"健康陕西 2030"中健康村庄的建设有利于基层健康治理水平的提高。经过专家指导，各级政府、行业部门和社会各界相互协调配合，健康村庄建设从培育健康人群、推广健康文化、优化健康服务、营造健康环境等方面入手，努力把健康理念播撒到各个角落，把健康行为覆盖到方方面面，让健康服务惠及所有村民，很好地锻炼了基层的健康服务能力，也有助于基层健康治理水平的提高。

（三）助力"健康中国战略"落实

健康陕西建设是健康中国建设的重要组成部分，《"健康陕西 2030"规划纲要》是《"健康中国 2030"规划纲要》的延伸，健康陕西建设是对健康中国战略的落实，"健康陕西 2030"的贯彻落实对于"健康中国战略"具有重要的辅助作用。除此之外，健康陕西建设的好做法和经验也可以为其他省份的健康建设提供经验和借鉴。

"习近平总书记在全国卫生与健康大会上的重要讲话，通篇贯穿'以人民为中心'的发展思想，深刻阐述推进健康中国建设的重大意义、指导思想、工作方针、目标任务和重点举措，为我们更好地保障群众健康指明了方向。全省上下一定要认真学习贯彻习近平总书记在全国卫生与健康大会上的重要讲话，切实把思想和行动统一到党中央的要求上来，坚定不移走中国特色卫生与健康发展道路，以基层为重点，以改革创新为动力，扎实推进健康陕西建设，为全面建成小康社会、加快追赶超越提供健康保障。"❶ 健康陕西的建设需要遵循健康中国建设的基本原则和要求,《"健康陕西 2030" 规划纲要》的提出和贯彻落实也有助于健康中国战略的落实。

---

❶ 陕西省卫生与健康大会加快建设健康陕西 [EB/OL]. http://news. eastday. com/eastday/13news/auto/news/china/20170301/u7ai6551674. html,2017 – 03 – 01.

第3章　普及健康生活方式与
疾病预防控制"八大行动"

　　将健康陕西建设落到实处，打通卫生健康事业"最后一公里"的关键在于健康生活方式的有效普及。只有让广大人民群众掌握获取健康生活的能力，自觉、自主地坚持健康的生活方式，才能让卫生健康事业取得质的飞越。而普及健康生活方式的重点则主要有以下三个方面：一是推进健康教育实现健康意识的培养；二是提升健康素养实现健康风险的规避；三是加强社会动员实现健康计划的落实。陕西省全面开展疾病预防控制"八大行动"，通过健康知识普及、健康促进、重点传染病专病专防、农村环境卫生整洁等八个专项行动的开展实现了健康生活方式的有效普及。

一、提升健康教育，培养健康意识

（一）健康教育的匮乏是威胁国民健康的主要原因

　　健康是生存之本，健康涉及身体、生理和心理的健康。最新出炉的 2018 年国民健康大数据报告显示,❶ 在世界各国平均寿命排行榜中,中国人的平均寿命为 73.4 岁,排第 83 名,与排名第一的日本相差 10 岁。有 70% 的中国人有过劳死亡的风险,中国人慢性病的患病率已经高达 23%,而慢性病的死亡率是 86%,在过去的 10 年里,每年新增的慢性病例接近 2 倍,心脏病和恶性肿瘤疾病增加了近一倍。此外,肥胖人口在未来的 20 年将会增长一倍,而人的腰围只要增长一英寸 (2.54cm),血管就会增长 4 英里,患癌风险将高出 8 倍。早在 2005 年,中国社科院发布的《人才发展报告》中显示,❷ 如果中国知识分子不注意亚健康状态,那么在不久的将来,2/3 的人将会死于心脑血管疾病。中国预防医学科学院调查显示,❸ 目前中国 2.7 亿在校生的蛋白质摄入量仅为标准的 65%,钙、铁、锌严重不足,维生素摄入量仅为标准的 15%。因而导致中国有 80% 的学生早餐营养质量较差,全国肥胖儿中脂肪肝发生率为 40% ~ 50%,小学生近视率达 32.5%,初中生近视率达 59.4%,高中生近视率达 77.3%,大学生近视率达 80%。中国科学院心理研究所发布的《中国国民心理健康发展报告 (2017—2018)》❹ 显示,我国绝大部分国民心理健康状况良好,非农村人口的心理状况要好于农村人口,但是城镇人口中还是有 10% ~ 15% 的人有中轻度的心理疾病,2% ~ 3% 的人有中重度的心理疾病,农村人口中有心理疾病的人更多。现在农村家庭的人口是 4 ~ 5 人,也就是说,平均每个农村家庭中就有一人患有心理疾病。各种数据显示,中国人的患病状况正在趋向疾

---

❶ 光华博思特消费大数据中心. 2018 健康大数据:中国国民健康与营养大数据报告.

❷ 解读社科院《中国人才发展报告 NO.3》——人才大国的喜与忧. 中国财经报 [N], 2006 - 07 - 18.

❸ 光华博思特消费大数据中心. 2018 健康大数据:中国国民健康与营养大数据报告.

❹ 傅小兰, 张侃, 等. 心理健康蓝皮书:中国国民心理健康发展报告 (2017—2018) [M]. 北京:社会科学文献出版社, 2019.

病年轻化，慢性疾病正在成为威胁中国人健康的头号杀手，而心理健康问题也在蚕食中国人的家庭幸福。"协助"疾病威胁中国人身体健康的背后推手除了国民较差的饮食习惯和作息不规律之外，缺乏健康教育，以及健康意识薄弱，也是造成疾病逐渐年轻化的重要原因。

在 2015 年卫生部公布的国民健康素养调查结果显示，我国居民健康素养水平仅有 10.25%，属于较低水平。居民的健康素养直接显示出了国民对于健康领域的了解程度，如果人们能够在日常生活中正确运用健康知识，养成健康的生活习惯，那么就会降低慢性病的患病率，这就需要加快提升国家的健康教育水平。健康教育是通过有计划、有组织、有系统的社会教育活动，使人们自觉地采纳有益于健康的行为和生活方式，消除或减轻影响健康的危险因素，预防疾病，促进健康，提高生活质量。健康教育的核心是教育人们树立健康意识，促使人们改变不健康的行为生活方式，养成良好的行为生活方式，以减少或消除影响健康的危险因素。通过健康教育，能够帮助人们了解哪些行为是影响健康的，并能自觉地选择有益于健康的行为生活方式。健康教育的最终目的是增强人们的健康，使个人和群体实现健康的目的；提高和维护健康；预防非正常死亡；预防疾病和残疾的发生；改善人际关系，增强人们的自我保健能力，破除迷信，摒弃陋习，养成良好的卫生习惯，倡导文明、健康、科学的生活方式；树立健康理念，理解、支持和倡导健康政策，营造健康环境。

（二）健康意识的形成是提升健康教育的主要目标

健康教育是以人为服务对象，通过一定的教育手段，使人们具有自我保健能力。对自己的健康从依赖医院逐步转向依靠家庭和自己，改变不利于健康的各种行为习惯，建立科学的生活方式，从而达到精神和社会关系等方面的完美状态。● 提升健康教育的重要目标就在于提升群众自身的健康意识。健康意识是指机体对于自身正常功能和心理状态的认识。一个健康的身心状态是人们生产生活的资本。要想充分地了解自己的身体和心理健康情况，就需要有丰富的健康知识，以实现对自己身体各项机能和心理健康状态有一个正确的审视，同时还要考察自己生活的环境是否有利于自身健康发展。健康知识的获取需要正确的健康教育方式，不仅要在日常生活中不断学习积累，而且需要从儿童时期开始加强健康教育，使青少年从小就树立健康意识，提高全民健康素养。中共中央、国务院联合印发的《"健康中国　2030"规划纲要》中指出："推进全民健康生活方式行动，强化家庭和高危个体健康生活方式指导及干预，开展健康体重、健康口腔、健康骨骼等专项行动，到 2030 年基本实现以县（市、区）为单位全覆盖。"可见国民健康意识的培养已经成为提升中华民族健康素质，实现人民健康与经济社会协调发展的重要一环，提升全民健康教育的任务更是实现提高人民健康水平的重要保障。推进健康知识的普及，提升健康教育水平，需要从校园教育和全面教育两个方面入手。

从校园教育入手，健康知识的普及主要包括三个方面：理论教学、科学管理和实践活动。在理论教学方面，一是要将健康教育纳入国民教育体系，把健康教育作为所有教育阶段素质教育的重要内容，以中小学为重点，建立学校健康教育推进机制；二是要将卫生安全与健康知识引进课堂，安排关于健康卫生知识的教学课程，向中小学生普及基本的生理、心理健康知识，定期对学生进行卫生安全与健康知识的考评检测；三是学校与健康医疗相关单位进行合作教学，邀请从事卫生健康的工作人员到学校为学生举办讲座，为学

● 王惠贤．健康教育是建立新型护患关系的重要环节［J］．实用护理杂志，2001（3）：54 – 55.

生介绍预防疾病的相关知识和案例。在科学管理方面，提高学校对学生健康教育的重视程度，要培养健康教育师资，将健康教育纳入体育教师职前教育和职后培训内容。在实践活动方面，一是制定合理的户外体育课堂教学方案，充分利用体育课教学培养学生的体育锻炼习惯，提高学生身体素质；二是创新课外活动形式，结合实际情况，学校定期组织学生开展集体户外活动，在提升学生集体凝聚力的同时，调动学生体育锻炼的兴趣；三是完善学校健康教育硬件设施，开设校园心理健康咨询室，对学生的心理健康问题予以疏导，定期维护学校器材室健身器材，排除学生使用器材过程中存在的安全隐患。

从全民教育入手，开展普及健康知识主要有两个方面：政府鼓励和媒体宣传。从政府的角度推动健康教育的开展，一是要制定合理的全民健康知识学习计划，向基层单位印发全民健康教育的纲领性文件，利用社区组织力量带动全民健康知识的学习积极性；二是要在政府内部形成健康知识的学习风气，利用政府工作人员的表率作用，树立政府鼓励支持全民健康教育的决心。在媒体宣传方面，一是要利用电视、广播和互联网媒介大力普及健康知识，积极建设和规范各类广播、电视等健康栏目，通过多元化形式展开健康教育宣传，针对不同的群体采取不同的健康知识普及方式，使各个群体都能充分认识到健康教育的重要性；二是借助名人的社会关注度普及健康教育知识，通过趣味公益广告提高人们的健康意识，利用新媒体拓展健康教育；三是鼓励企业参与全民健康教育行动，通过媒体设立健康知识有奖竞猜，带动受众群体参与健康教育的积极性，加强精神文明建设，发展健康文化；四是要利用互联网信息海量性、及时性和共享性的特点，对健康知识进行精准投放，规范互联网科普内容的准确性。

二、规避健康风险，提高健康素养

（一）健康风险的管理是规避疾病风险的重要手段

健康风险是指存在的若干风险中作用于人的身体、影响人的健康的一种风险。具体讲，健康风险是指在人的生命过程中，因自然、社会和人自身发展的诸多因素，导致人出现疾病、伤残以及造成健康损失的可能性。健康风险的特征主要有人身危害性、频率高发性、原因复杂性和社会蔓延性。健康风险的人身危害性一般分为显性危害和潜在危害，显性危害出现时，一般会对人的身体健康或心理健康造成直接的伤害；虽然潜在危害不以显性形式表现出来，但是这些潜在的健康风险一旦爆发往往会对人的身心健康造成巨大危害。健康风险的频率高发性一般表现为慢性疾病的高发性。例如，心脑血管疾病或者糖尿病患者，需要在日常生活中比一般人更加注重饮食控制，一旦烟酒或是糖分的摄入量达到身体承受的极限，就会引起疾病的发作，导致身体健康状况更加糟糕甚至出现死亡。对人们身心健康造成威胁的健康疾病往往不是由某一种原因导致的，人们的饮食习惯、作息规律、生活环境甚至是家庭教育都是影响人的身心健康的因素，这些因素共同作用操控着健康风险与健康的距离，因而好的生活习惯和生存环境滋养着人的身心健康。随着社会经济的快速发展，各个群体都承受着生活环境带来的身心压力，一些健康风险藏匿在年轻人群的生活中，以亚健康、心理疾病和慢性疾病的形式侵蚀着社会发展的主力军，而这种情况还在逐渐向各个群体蔓延。

人们需要对生活中的健康风险（见图 3 - 1）有一个正确的认识，了解哪些是威胁人的身心健康的因素，对自己的身心健康进行科学管理，才能避免疾病和危险对于人们健康生活的破坏。健康风险的管理是针对人群各个健康状态的风险因素，以及发病率高、危害大，且医疗费用较大的一些慢性非传染性疾病进行风险评估及干预，以期维持或改善人群的健康水平，降低慢性非传染性疾病的发生率、恶化率和并发症发生率，并合理控制人群医疗费用维持在适度范围。相对于一般所说的健康管理，健康风险管理更强调群体健康的整体提升。

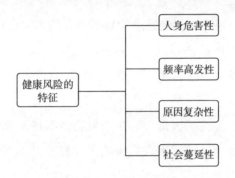

图 3-1　健康风险的特征

（二）提升健康素养是预防健康风险的重要基础

健康素养是指个人获取和理解基本健康信息和服务，并运用这些信息和服务作出正确决策，以维护和促进自身健康的能力。据国家卫生健康委调查显示，[1] 2018 年中国居民健康素养水平为 17.06%，比 2017 年增长了 2.88 个百分点，健康素养总体水平持续提升，且不同地区和人群的健康素养水平均有提升；2018 年基本知识和理念素养为 30.52%，健康生活方式和行为素养水平达到 17.04%，相较 2017 年均有提升。城乡居民健康素养水平稳步提升离不开各地相关部门认真贯彻党中央、国务院决策部署，积极推动健康中国建设，社会各界积极支持参与卫生与健康工作，广大媒体

---

[1]　2018 年中国居民健康素养水平升至 17.06%. http://health. people. com. cn/n1/ 2019/0828/c14739-31323126. html, 2019-08-28.

不断加大健康知识的宣传力度。引导国民养成自主自律的健康习惯是提升健康素养的主要环节，学习正确的健康行为是形成良好健康习惯的第一步。习惯的养成除了需要自身坚定的意志和决心，还需要有全民健康行动的社会氛围的带动。形成良好健康习惯主要是从合理膳食、控烟限酒、心理健康、杜绝不良性行为和毒品这几个方面入手（见图 3 - 2），从饮食、精神、思想全面引导公民走向正确的健康之路。

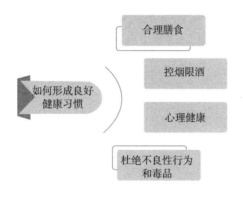

图 3 - 2　养成良好健康习惯的途径

合理膳食是指一日三餐所提供的营养必须满足人体生长、发育和各种生理、体力活动的需要，这是影响人们健康生活的重要因素之一。营养的满足应该主要通过饮食来完成，食物能够提供给身体一系列有益的营养物质和其他合成物质，尽管在某些情况下会推荐膳食补充物，但它仍然不能代替健康的饮食。通过合理平衡的膳食和身体锻炼来改善人们的健康状况，减少主要慢性疾病的发病危险。营养不足和营养不均衡都是导致多种疾病的重要诱因，如糖尿病、高血压、高脂血症、痛风症、癌症等，无一不与膳食的失衡有关。饮食中长期营养素不足，可导致营养不良、贫血、多种元素及维生素缺乏，导致儿童智力与生长发育，人体抗病能力及劳动、工作、学习能力下降。妇女怀孕期营养不良可引起流产、早产，甚至畸形。

总之，饮食得当与否，不仅对自身的健康和寿命影响很大，而且影响后代的健康。要引导国民进行合理膳食，首先，就需要制定并实施"国民营养计划"，全面普及膳食营养知识，引导居民形成科学膳食习惯。其次，就需要建立健全居民营养监测制度，对于重点人群、重点区域实施营养干预制度。此外，加强对学校、幼儿园、养老院等机构营养健康工作的指导，开展示范健康食堂和健康餐厅建设。通过计划、监管、指导等手段引导国民养成合理膳食的习惯，提高居民营养知识素养，降低营养缺乏疾病的发生率。

吸烟、酗酒是人们身心健康的致命"杀手"，除此之外，还会对社会造成不良影响。生物通过呼吸进行新陈代谢以维持生存，因此生物吸入和呼出的气体都将会影响生物机体的生命健康。香烟在点燃时会释放化学物质，其中大部分有害物质将会对人体健康产生危害，例如，苯丙芘、砷、镉、甲基肼、氨基酚及其他放射性物质，均有致癌作用。吸烟除了损害身体，还会对人们的精神状况产生影响。香烟中所含有的尼古丁，会使人产生一种亢奋、烦躁的精神状态，吸完香烟后，大脑会慢慢松弛，使人感到平稳放松。其实这一过程只是人体由被动接受烟气损害到慢慢平复的一个过程，而并非我们所说的吸烟能放松心情。与吸烟行为具有同等危害的还有酗酒行为。酗酒能使人不同程度地降低甚至丧失自控能力，实施某种有伤风化或违法犯罪的行为。酗酒是引起、诱发、恶化氧化应激类疾病，如 2 型糖尿病、高血压、血脂异常、痛风等疾病的元凶，甚至会影响下一代的生长发育。因此，对于吸烟、酗酒行为的控制是对人们身心健康的重要保障，也是保证社会、家庭幸福安康的重要条件。首先，要全面推进控烟履约，加大控烟力度，深入开展控烟宣传教育。其次，要发挥领导干部的带头作用，把党政机关建成"无烟机关"。最后，加强青少年控烟限酒健康教育，加大酒精饮品的质量监管。

目前，心理疾病是很普遍的，只不过存在着程度区别而已，而且现代文明的发展使人类越发脱离其自然属性，污染、生活节奏快、紧张、信息量空前巨大、社会关系复杂、作息方式变化、消费取向差异、在公平的理念下不公平的事实拉大等，都使人们的心理疾病逐渐增多并恶化。心理疾病往往会影响人们的工作、学习甚至是生命健康。因此，要加强心理健康服务体系建设和规范化管理。首先，要加大全民心理健康科普宣传力度，让人们认识到预防心理健康疾病的重要性。其次，要加强对抑郁症、焦虑症等常见精神障碍和心理行为问题的干预，加大对重点人群心理问题早期发现和及时干预力度。最后，要规范心理疾病患者信息管理制度，利用信息共享资源及时对心理疾病患者进行救助和治疗，加强社区心理疾病康复服务，提高突发性心理危机的应对能力。

不良性行为和毒品一直是危害人们身心健康的两大"毒瘤"，它们不仅会对人的身心健康造成危害，而且会对社会和家庭造成致命性的破坏。性行为本身对于身体并不会造成危害，不良性行为是指通过不正当、不道德的手段诱导、教唆、强迫他人发生性关系的行为，不仅会破坏家庭幸福、影响社会法度、形成恶劣的社会风气，而且在一些不正当的性交易过程中还会导致疾病的传播。毒品是指鸦片、海洛因、甲基苯丙胺（冰毒）、吗啡、大麻、可卡因以及国家规定管制的其他能够使人形成瘾癖的麻醉药品和精神药品，吸食毒品会造成身体和精神上的依赖性，最重要的是会危害人体的机理，助长疾病的传播。不良性行为和毒品的传播会向尚未形成正确价值观的未成年人伸出"魔爪"，我国法律规定禁止不良性行为和毒品。抵制不良性行为和毒品应该从以下方面加强。首先，以青少年、育龄妇女及流动人群为重点，开展性道德、性健康和性安全宣传教育和干预，大力普及有关毒品危害、应对措施和治疗途径等知识；其次，加强对性传播高危行为人群的综合干预，减少意外妊娠和性相关疾病传播；最后，完善戒毒医疗服务体系，严厉打击不良性行为和贩毒等违法乱纪行为，营造良好的社会风气。

三、加强社会动员，推进健康计划

（一）提高群众素质是推动全民健身的主要目标

全民健身是实现全民健康的重要途径和手段，是全体人民增强体魄、幸福生活的基础保障。实施全民健身计划是国家的重要发展战略。随着人们生活水平从小康向富裕过渡，以及人民健康意识的增强，人们更加追求生活质量、关注健康安全，对于自身健康素质的关注和健身活动的参与会更加积极主动。在党中央、国务院的正确领导下，经过各地各有关部门和社会各界的共同努力，完善全民健身公共服务体系、完备公共体育服务均取得了一定成效。面对人民群众日益增长的体育健身需求、全面建成小康社会的目标要求、推动健康中国建设的机遇挑战，需要更加准确把握新时期全民健身发展内涵的深刻变化，不断开拓发展新境界，使其成为健康中国建设的有力支撑和全面建成小康社会的"国家名片"。

弘扬体育健康对形成健康文明的生活方式具有推动作用。通过科普健身知识、宣传健身效果、弘扬健康新理念来树立"以参与体育健身、拥有强健体魄为荣"的个人发展理念，从而营造良好的社会氛围，把身心健康作为人的全面发展和适应社会的重要能力；将体育文化融入体育健身的全周期和全过程，通过举办体育赛事，弘扬奥林匹克精神和中华体育精神，深入发掘体育文化价值；充分发挥健身能人的榜样作用，传播社会正能量，形成人人爱锻炼、会锻炼、勤锻炼、重规则、讲诚信、争贡献、乐分享的社会风气。

丰富多彩的健身活动为各行各业注入了新活力。大力发展群众喜闻乐见的运动项目，积极培养具有消费引领特征的时尚休闲运动项目，扶持推广民族民俗民间传统和乡村农味农趣运动项目，通过开发不同领域、不同人群和不同行业的运动项目为行业市场注入新活力；发挥网络等新兴活动组织渠道的作用，鼓励社会力量参与组织全民健身活动，规范体育行业竞赛体系，形成体育行业文明风气；支持各区域、各行业深入挖掘特色文化活动，打造具有地区特色、行业特点、民族文化的体育赛事，形成产业链条，带动地区经济发展。

推进体育社会组织改革是形成行业规范和促进社区实施全民健身行动的重要条件。引导体育社会组织向独立法人组织转变，推动其社会化、法治化、高效化发展，提高体育社会组织承接全民健身服务的能力和质量；加强对基层文化体育组织的指导服务，推进体育社会组织品牌化发展，并在社区建设中发挥作用，从而带动各级各类单项、行业、群众体育组织开展全民健身活动。

完善健身场地基础设施，为城乡居民提供健身便利。加大对于社区居民健身场所和健身设备投资，建设县级体育场、全民健身中心、社区多功能运动场等场地设施，为各行各业人群提供综合性文化服务；合理利用景区、郊野公园、城市公园、公共绿地、广场及城市空置场所建设休闲健身场地设施，做好已建全民健身场地设施的使用、管理和提档升级，鼓励社会力量参与现有场地设施的管理运营。

（二）推广科学健身是减少疾病风险的有效路径

改革开放以来，我国医疗卫生事业持续发展，全民健身运动蓬勃开展，国民整体健康状况得以持续改善。但随着社会的发展，人们生活方式的改变，工业化、老龄化、生态环境恶化等又给人民的健康带来了新的挑战。面对国民体质状况不理想，以及群众参与体育健身锻炼不当导致运动损伤之间的矛盾，现代医学中 "运动促进健康" 这一观点应运而生。在《"健康中国 2030" 规划纲要》中已明确提出，要通过"广泛开展全民健身运动，加强体医融合和非医疗健康干预，促进重点人群体育活动"等方式来提高全民的身体素质。

何为体医结合？体医结合，从字面上理解为体育与医疗相结合，即体育科学和医学科学的交叉和融合（见图3-3）。它的实质是体育学科提供手段和方法，医学学科提供思路和路径，用医学的思维方法和知识体系将常见的体育运动方法进行归纳和总结，使之处方化，变得更加具有针对性、实用性和科学性。

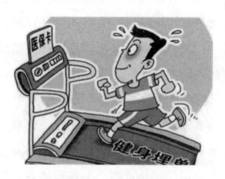

图3-3 体医结合

体医结合思路和方法的提出，其目的是解决以下矛盾：医疗和体育都是促进健康的重要措施和手段，但医疗和体育的职能部门分属不同体系，在管理、体系、资源、人才等方面并无顶层设计方面的交集。体育运动作为促进健康重要的一环，长期没有得到医疗系统的重视。现有的研究已经有力的证实，科学的运动能够在防病和康复两个健康维度作出重要贡献，在预防、治疗和康复三位一体的健康链条中具有重要意义。要促进全民健身与全民健康深度融合，离不开政府科学指导、社会力量多方支持和资金、技术的合理利用。

加强各部门间的联动与协同，形成全民健身和全民健康的深度融合的战略体系。多部门联合制定地区内体医融合与非医疗干预的发展战略规划，各部门明确权责划分，构建责任问责机制；各部门通过联动机制在权责范围内开展具体指导意见,搭建"城市—社区—乡镇"三级一体的全民健康服务平台,通过政策指导和技术帮扶,扮演好全民健身和全民健康深度融合的决策者和管理者的角色。

改善全民健身和全民健康深度融合的法治环境。以政府为主导,加快地方性全民健身法治环境建设,建立健身执法体系和执法功能,强化体育与健康领域的综合治理体系建设和能力建设,帮助居民依法享有参与体育健身和维护体育健康的权利;充分发挥政策引领作用,全面推进体育与卫生、旅游、科技、公共文化等相关产业融合的制度建设,调动社会力量参与的积极性,为广大人民群众提供良好的体育与健康服务。

培养全民健身复合型人才是推动全民健身与全民健康深度融合的重要目标和任务。制定体育与公共卫生、临床医学等领域"体医结合"的人才培养方案,加强医学类院校与体育类高校联合培养,向社会输送具有专业医学基础的运动康复人才;增强全民健身资源服务能力和供给能力,引导体育和健康人力资源流向基层,营造全民健身与全民健康深度融合的公平、公正的资源共享社会环境。

强化体育社会组织管理是深化体育改革与治理的重点内容。明确定位各类体育社会组织在全民健身和全民健康深度融合中的权责,强化各组织间健康政策的联动性和协同性,形成相互协调、相互监督的管理模式,促进各个体育组织在全民健康政策上的互补性。

(三)重点人群的参与是开展全民健身的重要保障

特殊群体因工作、学习或是生活环境的不同造成了体制健康的特殊性,因此为重点人群制定科学合理的健身计划对于全民健身行动的实施至关重要。《"健康中国 2030"规划纲要》中明确提出:"制定实施青少年、妇女、老年人、职业群体及残疾人等特殊群体的体质健康干预计划。"关注重点人群和特殊群体的健康是坚持"以人民为中心"的发展思想，牢固树立和贯彻落实新发展理念，全方位、全周期维护和保障人民健康及改善健康公平的重要体现（见图3-4）。

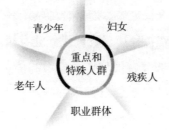

图3-4　重点人群和特殊人群

关注青少年的体育健康水平，培养青少年的体育爱好。学校开设多元化体育项目课程，本着兴趣与体育锻炼相结合的原则保证青少年在校期间熟练掌握一门以上的体育项目技能，保证学生在校期间每天体育锻炼时间不少于1小时；鼓励青少年课外体育培训产业的多元化发展，规范行业内体制机制，在保障青少年安全运动健身的同时，增强青少年身体素质。

大力宣传，引导妇女、老人及职业群体等特殊群体积极参与到全民健身行动中，针对不同群体的体质制定科学合理的健身计划，升级养老机构体育健身场所和设备，鼓励和支持新建工作场所，建设适当的健身活动场地。

四、实施"八大行动"，减少疾病增量

（一）实施"八大行动"是完成"健康扶贫"的重要任务

实施疾病预防控制"八大行动"是"健康陕西"战略的重要组成部分，也是贯彻落实党的卫生与健康工作方针的必然要求，是实

现贫困地区公共卫生服务和健康促进工作全面提升的关键举措，是
打赢脱贫攻坚战的重要举措，是增强群众健康福祉的重要内容。"八
大行动"即实施健康知识普及行动，着力增强贫困地区群众健康素
养；实施健康促进行动，着力引导贫困地区群众养成健康的生活方
式；实施基本公共卫生服务补短板行动，着力提升贫困地区群众受
益水平；实施重点传染病专病专防行动，着力提升精准防治水平；
实施慢病、地方病综合防治行动，着力提升防治的有效性；实施妇
幼保健行动，着力提升贫困地区农村妇女儿童健康水平；实施农村
环境整洁行动，着力改善贫困地区群众健康生活条件；实施全民健
身普及行动，着力提高贫困地区群众身体素质。2017 年 9 月，"八大
行动"正式启动，并持续深入开展（见图 3 - 5）。在陕西省卫生和
健康委员会发布的《陕西省疾病预防控制"八大行动"2019 年工作
方案》中，提出"到 2019 年年底，每个贫困县培育 4 ~ 6 个乡镇先
进典型，广泛开展健康细胞建设，发挥示范引导作用。全省健康促
进县区总数力争达到 20 个，贫困县区重点传染病、地方病等发病率
低于全国平均发病水平，对建档立卡人口实现家庭医生签约服务应
签尽签"的工作目标。

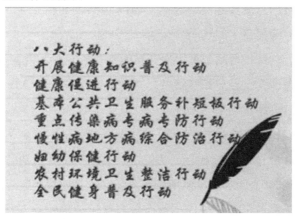

图 3 - 5　陕西省疾病预防控制"八大行动"

实施健康知识普及行动，着力增强贫困地区群众健康素养。到 2020 年，健康的生活方式和行为基本普及并实现贫困地区全覆盖；居民健康素养达到 20%，重大慢性病过早死亡率明显降低。

实施健康促进行动，着力引导贫困地区群众养成健康生活方式。着力引导贫困地区群体养成健康生活方式。到 2020 年，健康促进医院达标率要达到 50%。

实施基本公共卫生服务"补短板"行动，着力提升贫困地区群众受益水平。在贫困地区农村，全面实施国家基本公共卫生服务项目全覆盖，提高人均基本公共卫生经费标准。

实施重点传染病专病专防行动，着力提升精准防治水平。加大贫困地区结核病、乙肝、出血热、狂犬病、艾滋病、手足口病、麻疹、布鲁氏病、梅毒、流行性腮腺炎 10 种重点传染病的防控力度，落实专病专防各项策略和措施，确保重点传染病基本得到有效控制或稳定在低流行水平。

实施慢性病、地方病综合防治行动，着力提升防治的有效性。推进贫困地区国家和省级慢性病综合防控示范区建设，组织乡村医生团队对贫困家庭实施签约服务，2017 年实现建档立卡农村贫困人口签约服务全覆盖。

实施妇幼保健行动，着力提升贫困地区农村妇女儿童健康水平。加强贫困地区为重孕产妇和新生儿救治中心建设，使孕妇和 0～6 岁儿童健康管理率达到 95% 以上。

实施农村环境卫生整洁行动。加大对贫困地区农村厕所改建力度，减少农户自筹资金比例，力争到 2020 年农村厕所普及率达到 85%，建成 20 个农村卫生厕所示范县，基本消除旱厕。

实施全民健身普及行动，着力提高贫困地区群众身体素质。到 2020 年，社区公共体育设施覆盖率达到 80%，乡镇公共体育设施覆

盖率达到 70%，每个贫困村均配备健身器材的基本公共体育设施。●

（二）防控重大疾病是减少因病致贫的直接手段

以健康教育项目为依托，大力开展教育知识普及行动。例如，2018 年陕西省针对健康教育知识普及工作取得了丰硕的成果，《陕西日报》"百姓健康专版"刊发 48 期，《三秦百姓健康》杂志刊印 12 期，《百姓健康》电视栏目制作 270 期；《百姓健康网》编辑发稿 3208 篇，《陕西大卫生》全年刊发 1212 期；"陕西百姓健康微信"推送 571 篇，阅读量达到 207.25 万人次；"12320 卫生计生服务热线"全年共接听服务咨询 357898 件，发送免费健康短信 77 条，受众 109.34 万人次；制播健康知识传播电视公益广告 2 部，累计播放 1500 余次。以健康素养促进项目工作为依托，充分利用微信、微博等新媒体和镇村道路、公路沿线、文化广场、户外公益广告牌等载体，多方位、多平台、多渠道进行健康知识应用宣传；利用每年重点防病日（月），开展健康教育宣传活动，让广大人民群众深入了解健康扶贫政策、疾病预防控制"八大行动"的重要性和现实意义，提高群众疾病预防控制知识的覆盖率和公民的健康素养水平；围绕"科学就医、合理用药、合理膳食"主题，依托健康教育项目，利用健康档案信息，开展个性化健康教育。

以健康促进单位建设为抓手，大力实施健康促进行动。《陕西省脱贫攻坚领导小组关于加强贫困地区疾病预防控制推进健康扶贫工作的意见》指出："到 2020 年健康促进医院达标率要达到 50% 以上，其他类型的'健康细胞'达标率要达到 30% 以上。"加强健康促进工作，按照政府主导、部门协作、动员社会、全民参与的工作思路，在贫困地区全面开展健康家庭、健康社区（村）、健康促进医

● 参见《陕西省脱贫攻坚领导小组关于加强贫困地区疾病预防控制推进健康扶贫工作的意见》（陕脱贫发〔2017〕27 号）。

院、健康促进学校等"健康细胞"建设；树立健康理念，增强人民群众的健康意识，帮助群众从合理膳食、增强体育锻炼入手，培养"每个人是自己健康第一责任人"的理念；倡导贫困村健康帮扶行动，向贫困村群众送医保政策、送医疗知识、送健康知识和检查身体疾病。

以"关口前移"为突破，大力实施重点传染病专病专防行动。2018年，陕西省疾病预防控制中心主导，对10种重点传染病实施专病专防策略，加强监测预警，预防关口前移、部门联防联控、全程检测管理，取得了显著成效。2018年，乙肝、布病和肺结核分别下降13%、9%和5%，低于全国平均水平；全省无甲类法定传染病；乙类法定传染病21种，其中年报告发病率为186.31/10万，年报告死亡率为0.73/10万；丙类传染病10种，年报告发病率为306.92/10万，死亡率为0.01/10万，相比2017年死亡率和病死率分别下降33.76%和46.50%，低于全国发病率平均水平。加大对贫困地区重点传染病的防控力度，认真落实《传染病防治法》等法律法规，持续推进传染病检测防御、风险评估及信息发布工作，确保重点传染病基本得到有效控制或稳定在低流行水平；针对结核病高发重点地区、重点人群实施防、治、管"三位一体"防治模式，确保贫困人口结核病患者应治尽治；加强犬只管理，加强宣传，强化狂犬病疫苗供应与接种工作，保证犬伤患者及时就医；针对陕西省内布病高发地区，要重点开展高危人群筛查、健康教育和干预工作。

以落实中央、陕西省规划为目标，稳步推进慢性病、地方病防治工作。针对慢性病综合防控，陕西省当前已创建国家级慢性病防控示范县13个，省级示范县43个，高血压、糖尿病和严重精神障碍患者规范化管理率分别达到83.08%、80.64%和79.45%，结核病管理率达到99.13%。要落实好贫困地区公共卫生项目建设，加强对高血压、糖尿病、严重精神障碍者的服务管理工作，提升基层医疗机构规范化管理水平；组织乡村医生和责任医师团队对贫困家庭实行签约服务，制定个性化的健康管理方案，开展定期随访、健康咨询、康复指导、慢性病管理和中医干预等服务；开展地方病监测调查和健康教育，加强碘缺乏症、氟中毒症、大骨节病、克山病等地方病防治，落实综合防治措施，有效控制病情。

依托妇幼健康建设项目，大力实施妇幼保健行动。2018 年，陕西省财政拨付 3000 万元，支持 30 个贫困地区县级危重产妇和新生儿救治中心建设。2019 年，陕西省卫健委在《疾病预防"八大行动"工作方案》中提出："积极争取中省建设项目，优先加快贫困地区妇幼保健机构建设，提升服务能力。"实施孕产妇系统保健免费基本项目贫困地区全覆盖，提升高危产妇和新生儿救治规范化管理，保证新生儿和产妇安全；将新生儿听力筛查和遗传代谢病筛查项目覆盖全部贫困地区，做好新筛阳性患儿治疗救助工作；逐步改善贫困地区儿童营养健康状况，重点增加对贫困地区婴幼儿营养健康补给；加强对贫困地区女性备孕和产前基本卫生健康知识普及，完善出生缺陷防治全程服务全链条，减少新生儿缺陷及所致残疾。

以落实家庭医生签约服务为重点，大力实施基本公共卫生服务"补短板"行动。以增质增效为重点，持续提升"家庭医生"签约服务能力，以重点人群签约服务为切入点，帮助居民选择符合自身情况的签约服务和签约团队；对 65 岁及以上老年人的健康管理和严重精神障碍、高血压、糖尿病等人群开展规范化管理；健全贫困地区疾病预防控制、妇幼保健、综合监督执法等公共卫生体系，改善基础设施条件，提升技术服务能力；加快贫困地区区域卫生信息化建设，用信息化手段加强项目管理，做到精准服务到人，提高群众健康扶贫政策的知晓率和满意度。

以推进乡村振兴战略为契机，大力实施农村环境卫生整洁行动。截至 2019 年 12 月，陕西省累计创建国家卫生城市 10 个，国家卫生县城 54 个，国家卫生镇 11 个；开展农村卫生整洁行动，开展"厕所革命"，累计为 415.17 万户建设农村卫生厕所，普及率达到 58.73%；累计无害化卫生厕所 312.47 万户，普及率达到 44.20%。大力开展爱国卫生运动，以"美丽乡村建设"为主线，大力实施移民搬迁和危房改造等项目，以治脏、治乱、治差为重点，扎实推进农村环境卫生整洁行动；推进贫困地区农村生活垃圾处理、农村污水治理、农村道路畅通等工程，统筹解决影响居民健康的突出问题；切实做好农村饮水卫生监测工作，促进农村饮水安全巩固提升，解决全省饮水型地方病病区饮水安全问题；深化卫生城镇创建，完善创建工作内容和标准体系，健全长效管理机制，加强技术指导和日常监督，实施动态管理。

以完善全民健身健康公共服务和公共服务体系为基础，大力实施科学健身普及和行动。针对健康教育和健康促进工作，截至 2019 年年末，陕西省累计创建国家和省级健康促进县、区 31 个，打造了 4607 个健康示范单位和 3 万户健康示范家庭；开展专家在线控烟指导 4 次，推送吸烟与健康类别信息合计 249 条；完成了 10 个项目县（区）居民健康素养检测村和调查户抽样工作，对 5 个设区市 8 个县（区、市）实施了承认烟草流行检测。加大全民健身基础设施建设力度，加快完善贫困县、区的公共体育场建设，优先在贫困县扶持举办体育扶贫赛事，带动贫困地区人民体育锻炼的积极性；积极宣传科学健身理念，促进运动医学和康复医学的融合发展，发挥科学健身在贫困地区全民健康促进和慢性病预防等方面的积极作用，提高群众的健康水平。

第4章 护佑生命与"救"
在身边的基本方法

　　健康中国建设需要实现"以治病为中心"向"以人民健康为中心"的转变。在这一过程中，关键的一环在于切实提升人民群众自身守护健康的能力。只有让广大人民群众有效地掌握各类生命健康风险的自我预防和控制的方法，才能有效地保障人民群众的生命健康安全，为实现健康生活打下更为坚实的基础。本章将围绕"拨打急救电话的正确方法""常见疾病的救治和预防""自然灾害中的预防与自救""心肺复苏术"四个问题，系统介绍与群众日常生活密切相关的预防与救护技能，帮助群众更好地了解掌握护佑生命与"救"在身边的基本方法。

一、拨打急救电话的正确方法

　　拨打急救电话是最快捷的求救方法。上至老人、下至孩童都应大力普及和提倡。拨打急救电话是人人必会的，也是人人应会的。

那么，什么才是正确拨打急救电话的方法呢？

大多数国家都有本国统一的急救电话号码，例如，美国是911，日本是119，英国是999，俄罗斯是02等。我国的全国统一急救号码是"120"，该号码属于特殊号码，拨打时不会收取任何费用。目前我国大部分县级以上城市都已开通了医疗专用"120"急救电话，"120"急救电话是24小时专人接听的。当"120"工作人员接到急救电话时，就会迅速组织急救人员并派出救护车。而对于有些没有开通"120"急救电话的地区，当地的医院也会向社会公布其专用的急救号码，患者可以选择就近拨打电话。只要是在医院以外发生急危重症，应随时拨打"120"急救电话寻求救护。

然而，从运行情况来看，有些人往往在任何状况下都拨打"120"急救电话，或者拨打后不能正确表述，以致延误了伤病员最佳的抢救时机。如何用最简洁的语言让"120"工作人员准确了解信息，为挽救生命争取更多的机会，就显得至关重要了。

（一）什么情况需要拨打"120"急救电话

（1）平常健康的人突然出现身体不适的症状，例如：呼吸困难、昏迷、抽搐、眩晕、晕厥、胸痛、心慌、发热、头痛、呕血等。在不能自行就医的情况下应及时拨打"120"急救电话。

（2）当原有慢性疾病突然加重，或者出现原有症状之外的新症状时应及时拨打"120"急救电话。

（3）当身体组织器官受到损伤时，例如：急性中毒、摔伤、锐器切割伤、钝器打击伤、高空坠落伤、交通事故伤、烧伤、烫伤、触电、溺水等情况，应及时拨打"120"急救电话。

（4）当生活和工作中发现意外灾难事故时，要立即拨打"120"电话报警。例如：地震、建筑物坍塌、火灾、爆炸等。

"120"这个特服号码是神圣的，每一个公民都应该尊重并正确使用它。假如没有急救服务对象，就绝不允许随意拨打"120"特服电话，骚扰急救调度员，报假的警情都是令人不齿的，情节严重的将受到法律制裁。

（二）拨打"120"急救电话的正确方法

（1）拨号接通电话——确定您拨打的电话是"120"急救电话。当您拨打"120"电话后，会听到循环语音提示："您已进入120急救系统，请不要挂机。"或者语音提示："您好，120。"说明电话已经与"120"接通。由于同时呼救电话较多，电脑会对所有呼救电话进行排序，需要等待3～5秒，不要着急挂机，直到听到人工接听后，你的呼救才真正被受理；但如果排队时间过长导致电话断线，请您立即重新拨打"120"急救电话。

（2）在拨打"120"急救电话的时候，千万不要慌张，应尽量保持镇静、话音清晰、简单易懂。呼叫者必须说清楚病人的症状或创伤，以确保120调度员能听清您在说什么，必须快速、准确地回答调度员了解的问题，一定要让"120"先挂线，保证对方已经完整了解他们所需要的信息。

（3）正确表述地址：所在县、乡、街道、村及门牌号，同时讲出周围明显的标志物，如商场、学校、银行、广场、公园等标志，便于"120"急救车尽快找到伤病员。千万不要因情绪激动而泣不成声导致诉说不全，也不能只交代在某商场旁边等模糊的地址。

（4）简要描述伤者病情，如外伤、车祸伤、生小孩、头痛、腹痛、恶心、呕吐、昏迷、急性中毒等，使救护人员能提前做好相应的急救准备。若是成批伤员或中毒病人，必须报告事故缘由，比如，楼房倒塌、毒气泄漏、食物农药中毒等，并报告罹患人员的大致数目，以便"120"调集救护车辆、报告政府相关部门及通知各医院救援人员集中到出事地点等（见图4–1）。

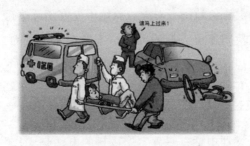

图 4 – 1　在危及生命健康的紧急时刻，请及时拨打"120"急救电话

（5）确保联系畅通，请您保持开机状态，并注意接听来电。如果您是使用已经欠费停机的电话拨打"120"急救电话，那么请务必说清楚您在什么地方接车，假如一时没有等到"120"车辆到达，您需再次拨打"120"急救电话并与调度员联系；因为已经停机的电话，"120"无法再与您联系。

（6）许多人打完"120"急救电话约好等车的地点后，就着急去看护病人，而忘记派人到楼下去接救护车；而这个时候，最好有专门的人出去接车，因为救护车驾驶员会因为不熟悉地形而导致延误。等急救车来了后，及时把急救人员接入房间，施救伤者或病员。

（三）现场急救

如果有人出现意外事故，且"120"急救车一时没有赶到，若现场有学过急救知识的人，要立即采取急救措施。例如，当病人突然停止呼吸，但心跳存在时，一般应对其进行人工呼吸施救；但当人体停止呼吸，同时心跳也停止时，应该紧急实施人工呼吸的同时实施胸外心脏挤压（人工呼吸及胸外按压的实施方法，第4章第　节将作详细介绍）（见图4 – 2）。

假设有人一氧化碳中毒（俗称"煤气中毒"），应立即打开门窗通风，并将中毒者迅速转移到空气新鲜且通风良好的场所。而对于

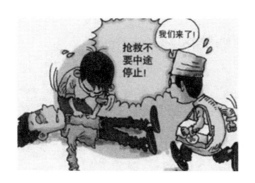

图 4 - 2 专业人员到来前，坚持做好自救很重要

呼吸暂停的中毒者，应尽早进行人工呼吸。在实施人工呼吸时，要注意呼吸的频率，一般是每分钟 16～20 次。无论什么时候发现室内有人发生一氧化碳中毒时，都不能开灯，因为室内存有大量的一氧化碳气体，开灯打火易引起室内一氧化碳气体爆炸，非常危险。

（四）注意事项

（1）等待救护车时，不要把病人提前搀扶或抬出来，以免加重病情或者导致意外发生。应尽量提前接救护车，见救护车时，要主动挥手接应，正确接引救护车及急救人员到达患者发病现场。

（2）提前准备好去医院应携带的物品。如病人病历及其他相关资料、现金、医保卡及生活必需品等（见图 4 - 3）。

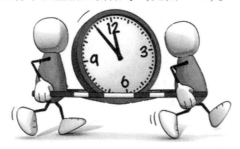

图 4 - 3 及时救援，争分夺秒

二、常见疾病的救治和预防

急救是一场与"死神"的赛跑，错失现场急救很可能使处在生死之际的患者或伤员丧失了几分钟、十几分钟最宝贵的"救治黄金时刻"。我们生活中常见的疾病，比如，脑梗、猝死、心脏骤停、肢体折断、烫伤、支气管异物等，现在不少发达国家提出"第一目击者"的救护，在救援中最有效的救援人员往往是第一目击者。

（一）猝死

猝死又名心脏骤停，以冠心病、急性心梗死最为多见，是指心脏泵血功能的突然停止，大动脉搏动与心音消失，重要器官（如脑）严重缺血、缺氧，引起的突然死亡。这些疾病发作突然，病情恶化快，引起心脏骤停的话，在 4~6 分钟后，患者就会出现不可逆的脑死亡，随后的数分钟内过渡到生物学死亡。心肺复苏成功率与开始时间密切相关。采取正确方法实施心肺复苏，能使心脏病危急重症的抢救成功率明显提高，可以把猝死对生命的威胁降低到最低限度（心肺复苏术具体操作方法详见本章第四部分）（见图 4-4）。

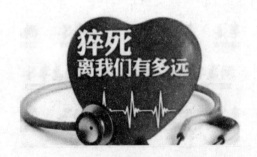

图 4-4　猝死离我们有多远

70

1. 心脏骤停的严重后果是以秒计算的（见表 4-1）

表 4-1 心脏骤停的严重后果

心脏骤停时间	造成的严重后果
10 秒钟	丧失意识，突然倒地
30 秒钟	全身抽搐
60 秒钟	自主呼吸逐渐停止
3 分钟	开始出现 "脑水肿"
6 分钟	脑细胞开始死亡
8 分钟	脑死亡，进入 "植物人" 状态

4~6 分钟内是猝死者急救的 "黄金抢救时间"。一边实施心肺复苏，一边呼救，让身旁人帮忙尽快拨打 "120" 急救电话，务必报告时间、所处的地点等。

2. 如何预防猝死

（1）30 岁以上的人员应每年体检一次，及时治疗控制基础病，如：血压、血脂和血糖，并且遵医嘱按时服药。

（2）养成良好的生活习惯，注意休息，不熬夜，不做剧烈运动，保持乐观情绪，不宜激动。

（3）心脏病患者身上要备有硝酸甘油含片和速效救心丸以及联系卡，方便与家属联系。硝酸甘油是冠心病及心绞痛的首选药，不可反复试用其他药物。

（4）如果是在路上或者旅途中突发心脏病，病人应就地躺下，休息静待，千万不可略微好转后就再次行走，会有心脏病再次突发的可能，应及时拨打 "120" 急救电话等待救援。

（二）脑梗

脑梗死是我国目前脑血管疾病死亡及病残率之首。它又称 "缺血性脑卒中"，俗称"中风"，脑梗主要是以冠状动脉粥样硬化为病变基础，导致局部脑组织供血、供氧障碍而出现的以神经系统为主的症状，通常会有头晕头痛、一侧肢体乏力等症状。许多脑梗患者发病初期不被重视，最终落下失语、偏瘫等终身残疾，生活无法自理，给家人带来沉重的负担，脑梗最佳抢救时间为 3 小时之内，如果抓住了这个"黄金时间"，30% 的患者都可以正常走出医院（见图 4 – 5）。

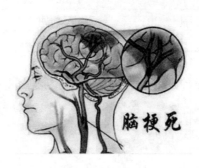

图 4 – 5　脑梗死

1. 快速识别脑梗死

快速地识别对于脑梗死的治疗至关重要。主要识别脑梗死的方法。

（1）脸：让患者吹口气观察患者的面部是否存在口角歪斜。

（2）手臂：两只胳膊平举，5～10 秒之内有一侧肢体无力下垂。

（3）言语：让患者复述一句话，观察患者是否能说清楚或者能否说话。

如果有上述三项中的一项存在，就应立即拨打 120 急救电话。

2. 脑梗急救

（1）当患者出现说话含混不清，肢体出现行动障碍，家人知道后要立刻送院治疗。

（2）把患者平托到床上，头部略抬高。在整个急救过程中，最好不要去移动患者的头部及其上身，如果一定要移动，必须有一个人抱病人的头部，让其头部和身体保持水平。

（3）松开患者衣领，使其头偏向一侧，保持呼吸道通常，以免呕吐物堵塞气管而窒息。

（4）保护患者麻木肢体，避免擦伤、烫伤及冻伤。

（5）如果能在患者发病后的 3~4.5 小时内，进行静脉输液溶栓的治疗，那将直接关系到患者日后的生活质量。

（6）如果患者有抽搐发作，可用筷子或小木条裹上纱布垫在其上、下牙间，以防咬破舌头。

（7）在送医院前，应尽量减少移动患者。

3. 脑梗死的预防

脑梗死是中老年人生命安全的头号疾病，近年来越发有年轻化趋势。脑梗虽然可怕，但是可防可治。患者发病一般都很突然，经常有在睡眠中去世的例子。保障身体健康，预防脑梗死的发生，就需要从各方面做好预防措施。

（1）戒掉不良的生活习惯，如抽烟、酗酒、熬夜、暴饮暴食、情绪激动等，保持良好的生活习惯。

（2）多食用水果、蔬菜、鱼类、豆类、谷类，改变不良饮食习惯，多饮水，少食多餐、不宜过饱，少吃动物内脏、虾蟹类，蛋黄每周不超过两个，每日食盐不超过 6 克，避免过热、过凉、辛辣刺激的饮食。

（3）运动可以消耗脂肪、降低胆固醇含量，可以预防多种疾病，应号召全民积极运动，加强身体锻炼。

（4）根据天气变化，注意加衣保暖，这样做，不但可以防止感冒，也可以有效防止脑血管疾病的发生。因为天气变冷，血管就会收缩，减缓全身血液的供应速度，大脑最容易发生缺氧而引发中风。

（5）严格按照处方吃药，不可以减药或者停药；更不能用保健品代替药物治疗；胆固醇不等于血液黏稠度，定期输液也不能预防脑梗、心梗和猝死。

（6）随着年龄的增长，应该定期体检，以便及时掌握自己的身体状况，发现问题及时治疗，可以避免发生许多问题。

（7）老人起床时不要着急，最好在床上坐 5 分钟，之后将双腿吊在床边坐 5 分钟，再缓慢站起来走，防止突然起床导致大脑短暂缺氧而晕倒。

（8）高血压与脑卒中息息相关，要长期规律服药。下面对服用降压药存在的误区做一简要分析。

1）以自己感觉来决定是否用药，长期患高血压患者，已经对高血压适应性明显增高，即使血压升高也不会有不适感，这样很容易出现危险，应该定期检测血压，做到每周 1～2 次。

2）高血压患者一定要坚持用药，不能断断续续服药，否则会造成对心、脑、肾等重要器官的损害。

3）血压下降是服药之后的结果，但是否需要减量或者维持量继续服用必须经过医生指导，不可自作主张断然停药。

4）定期测血压、体检，医生根据患者的身体及血压情况来决定药物的种类和剂量，不可盲目治疗，这样容易引起药物副作用及耐药性。

（三）心肌梗死

急性心梗是我国目前患者猝死的主要原因之一，因冠状动脉急性、持续性缺血缺氧所引起的心肌坏死。大多数患者有冠心病、高血压、糖尿病、高脂血症等基础疾病的患者，因劳累、情绪波动、吸烟、喝酒等诱因引发急性心梗，往往会伴有乏力、心悸、出汗、气急等，胸痛是最早、最典型的症状，多发生在清晨安静时，如果含服硝酸甘油 15 分钟不能得到缓解，很有可能就是心肌梗死，大约 20 ~ 30 分钟心肌就会开始坏死，6 ~ 8 小时心肌将完全坏死，12 小时这条闭塞的血管供应的区域基本上就已经坏死，而且会出现液化现象，进而危及生命（见图 4 - 6）。

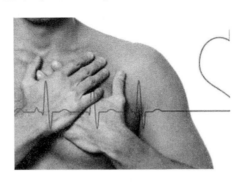

图 4 - 6　心肌梗死

1. 心肌梗死的急救

（1）在不明确病情之前，最好不要乱用药，以避免掩盖病情。

（2）立即让患者就地平卧，双脚稍微抬高，严禁搬动。因为任何搬动都会增加心脏负担，危及生命。

（3）如果患者心脏突然停止跳动，应立即进行胸外心脏按压和人工呼吸，直至医生到来。

（4）拨打"120"急救电话，立即将患者送往附近的医院进行急救。

2. 如何预防心肌梗死

（1）在日常生活中，应避免不良情绪，平时要适度锻炼，保证每天 7 ~ 8 小时睡眠，养成良好的生活习惯。

（2）不要在饱餐或饥饿的情况下洗澡，洗澡时水温最好与体温相当，洗澡避免时间过长，以免疲劳和缺氧，有冠心病的患者洗澡时洗澡间的门不要上锁，必要时在他人帮助下进行洗澡。

（3）积极防治"三高"症危险因素，戒烟、戒酒等其他不良嗜好。遇气候恶劣时，冠心病患者要注意保暖，或适当加服扩冠药物进行保护。

（4）按时服药。在使用抗凝药物的过程中，要注意有无牙龈、身上出血，定期复查凝血指标，终身随诊。

（5）食用富含维生素的食物，多喝水，多吃蔬菜、水果，避免便秘。

（6）坚持低热量、低胆固醇、低脂饮食，维持正常体重，避免食用刺激性食物，如咖啡、浓茶以及各种辛辣调味品。

（四）气道异物

气道异物是儿童意外致死的常见原因。如果不能将卡到气管内的异物及时取出，那么就很容易造成窒息死亡。在各种新闻媒体报道中，这种悲剧屡见不鲜。当出现呛咳现象时，人们通常的第一反应是给被呛者拍背，这种方法是不正确的。这样会使异物进入气管更深的位置，而气道异物黄金抢救时间为 5～10 分钟。

1. "海姆立克急救法"是气道异物最有效的急救方法

（1）"海姆立克急救法"是由美国海姆立克医生发明的，现在已经被全世界的人广泛应用，又称为"海氏腹部冲击法"。其原理是利用冲击腹部——膈肌下软组织，被突然的冲击，产生向上的压力，压迫两肺下部，从而驱使肺部残留空气形成一股气流。这股带有冲击性、方向性的长驱直入于气管的气流，就能将堵住气管、喉部的食物硬块等异物驱除，使人获救。

（2）"海姆立克急救法" 的急救步骤因人而异。

1）背部叩击、胸部按压，适用于 1 岁以内的小孩。

背部叩击法：① 调整孩子呈朝下趴位。② 趴在大腿上，稍微向下倾斜。③ 用虎口抓住孩子的颧骨，一只手臂对着胸腹部呈一直线，双脚分开夹在成人的手臂间，面部向下。④ 使用另一只手掌根部拍打背上的肩胛骨间点位置，抬高 30 ~ 40 公分，快速连续地叩击5 次，观察异物是否排出。

胸部叩击法：① 另一只手包住孩子的后脑勺，手臂夹住孩子的背部。② 缓缓把孩子转身，使脸部朝上。③ 接着使孩子的双脚夹在成人的手臂间，找到压胸的位置（两乳连线中点的下方），快速连续按压 5 下（见图 4 – 7）。

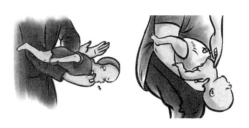

图 4 – 7　胸部叩击法

2）适用于 2 岁以上儿童及成人。

① 让患者平躺在地上，施救者双手五指并拢叠放，掌根放在患者腹部，迅速用力挤压，直到异物吐出或救护车到达。

② 患者出现意识丧失，立即实施心肺复苏操作，注意观察有无呕吐胃内容物反流，避免引起窒息或者造成坠积性肺炎等。

③ 施救者跪于患者背后，从背后抱住腹部，双臂围绕腹部，一只手握拳，拳心向内按压于腹部；另一只手捂按在拳头之上，双手急速用力向里向上挤压，反复进行，直到阻塞物吐出。

④ 患者若未排出，需重复此过程，直至异物排出，整个过程不可用力过猛，避免发生继发性损伤（见图 4 – 8）。

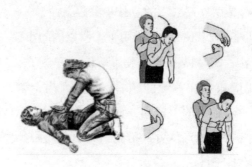

图4-8　按压法

2. 预防气道异物

（1）小孩在进食、哭闹、嬉笑、跑跳时，嘴里不能含有食物，切记不要喂饭，吃饭要细嚼慢咽。

（2）不要给小孩吃花生、瓜子等不易咬嚼的食物，更不要强迫喂药。

（3）在小孩的活动范围内，应避免放置小物品，如纽扣、图钉等，防止出现意外。

以上这些情况都容易造成小孩气管异物的发生，希望各位家长以此为戒。

（五）断肢的现场急救

断肢（指）再植是将完全或者不完全断离的肢体采用显微镜技术对其进行清创、血管吻合及神经修复，并使其最大限度地存活并恢复功能。近年来，随着显微镜外科技术水平的提高，断肢再植手术的种类及预后和功能恢复都达到先进水平，在突发事件现场急救直接决定了一些疾病的治疗效果及预后，断肢的现场急救就是其中之一。在发生断肢事故的现场，能正确地将患者的断肢保存并护送到医院，是保证患者断肢再植成功的前提。

断肢的现场急救：

（1）将患者及其断离的肢体尽快地、安全地送到医院，同时向医院提供准确的受伤时间、经过和现场情况。

（2）做好患者断肢残端的处理，用清洁敷料加压，以防感染和大出血，尽量不用或者少用止血带止血。

（3）对于不能控制的大出血而必须应用止血带者，则每小时应放松止血带 10 ~ 15 分钟，以免肢体缺血坏死，放松时在受伤部位加压，以减少出血。

（4）对于大部分断离的肢体，在运送前应用夹板固定伤肢，保持伤员平卧并抬高患肢。

（5）断离肢体再植夏季时限为 6 ~ 8 小时，冬季为 10 ~ 12 小时，如果离有再植条件的医院远，断离下来的肢体其断面用消毒敷料覆盖包扎，先将断肢装入塑料袋扎紧，放入适当的容器，周围放上冰淇淋或者冰镇矿泉水，使断肢保存在 0 ~ 4℃的环境，上盖后放入盛有冰块的保温瓶中外围加冰块保存，不能将断肢直接与冰块或者冰水放在一起，以防冻伤。

（6）断肢千万不能侵入酒精、消毒水和盐水中转运，那样做就会破坏断肢的组织结构，也影响断肢再植预后。

（7）断肢一般不需冲洗，除非污染严重，冲洗时只能用生理盐水。

（8）在患者发生严重休克时，应首先及时处理休克，以防止患者在转运途中发生生命危险。

（9）在拨打"120"急救电话的同时，还要打电话联系"119"火警电话，以防有需要协助拆除的机器。

（六）狂犬病

狂犬病，又称"恐水症"，是由狂犬病毒引起的急性传染病，人畜共患病，多见于猫、狗、狼等肉食动物，临床表现为特有的恐水、怕风、咽肌痉挛、进行性瘫痪等。人感染狂犬病潜伏期从5天至数年，潜伏期长短与病毒的毒力、侵入部位的神经分布等因素相关，病毒数量越多、毒力越强、侵入部位神经越丰富、越靠近中枢神经系统，潜伏期就越短。

1. 被狗咬伤一律按疯狗咬伤处理

（1）在伤口上方扎手帕、绳索等，防止或减少病毒随血液流遍全身，以最快速度把沾在伤口上的病毒冲洗掉，用力挤压出血，刷洗至少要持续30分钟，绝不能用嘴去吸吮伤口处的污血。

（2）迅速用洁净的水或肥皂水对伤口进行流水清洗，彻底清洁伤口，对伤口不要包扎，也不要涂软膏或红药水，因为狂犬病毒是厌氧的，在缺氧的情况下会大量繁殖。

（3）迅速将伤者送往医院就诊，在24小时内注射狂犬病疫苗和破伤风抗毒素，分别于当日、第3天、第5天、第14天、第30天各肌肉注射1支疫苗，应该按照"早注射比迟注射好，迟注射比不注射好"的原则尽早注射狂犬疫苗。

（4）注射疫苗期间，忌烟酒、可乐、浓茶、辣椒等刺激性食物，避免剧烈运动等（见图4-9）。

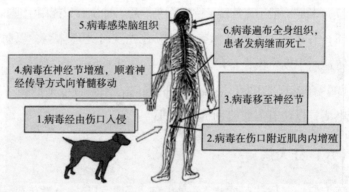

图4-9 狂犬病毒在人体内的传播路径

2. 预防

（1）对家庭饲养动物进行免疫接种，管理流浪动物。对可疑因狂犬病死亡的动物，应该将其焚毁或深埋，切不可剥皮或食用。

（2）立即、就地、彻底冲洗伤口。正确处理伤口是决定抢救成败的关键。

（3）预防接种包括主动免疫和被动免疫，疫苗注射至关重要。

其一，主动免疫。被咬伤者一般在当日、第 3 天、第 7 天、第 14 天、第 28 天各注射 1 针狂犬病疫苗，共 5 针。严重咬伤者（头、面、颈、手指、多部位 3 处以上咬伤者或咬伤舔触黏膜者），除按上述方法注射狂犬病疫苗外，应于当日、第 3 天注射加倍量。对于未咬伤的健康者预防接种狂犬病疫苗，可按 0 天、7 天、28 天注射 3 针，一年后加强一次，然后每隔 1 ~ 3 年再加强一次。

其二，被动免疫。创伤深广、严重或发生在头、面、颈、手等处，同时咬人动物确有患狂犬病的可能性，必须及时注射狂犬病马血清或用人体抗狂犬病蛋白。

（七）烫伤

由于热水等热液所导致的烫伤是日常生活中最常见的，因此发生时不要慌乱，不要乱用偏方、涂抹牙膏、涂抹酱油等，应及时正确处理创面，避免感染，减轻皮肤损伤，避免留瘢痕。

1. 急救措施

（1）立即脱离热源，把受伤部位放入冷水或者流动水下冲洗 10 ~ 20 分钟，来降低烫伤部位的温度，减轻疼痛或烫伤程度，冲得越早越好。

（2）冲洗之后，小心剪开衣服，保留粘住的部分，尽量使水泡保留完整，不可强行脱掉衣服，以免造成新的损伤。

（3）疼痛明显者，可将受伤部位浸泡在水里 10～30 分钟来缓解疼痛。

（4）用干净的纱布、被单、毛巾被等包裹加以固定后赶紧送往医院，对头、面、颈部等发生的严重烫伤者，因随时会引起患者休克，所以应尽快救治。

（5）可用美宝润湿烧伤膏外涂，并且暴露伤口（见图 4－10）。

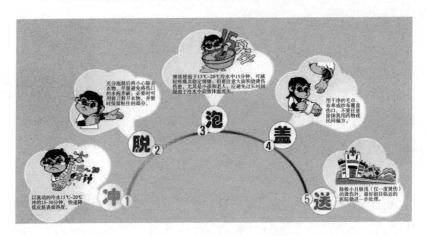

图 4－10　烫伤急救的步骤

2. 烫伤预防

（1）不要让小孩子拿火柴和打火机玩耍，小孩子不要玩煤气炉和液化气等的开关，避免发生意外。

（2）热水瓶、汽油、酒精等易燃物品必须远离火源。

（3）灯的开关和插座等避免小孩子接触。

（4）热的东西应放在小孩子够不到的地方，还应注意小孩子洗澡水等的温度。

三、自然灾害中的预防与自救

自然灾害是指发生在地球表层系统中，能造成人们生命和财产损失的自然事件，其主要特征有突发性、周期性、复杂性、多因性等。共分为八大类：气象灾害、海洋灾害、洪水灾害、地质灾害、地震灾害、农作物生物灾害、森林生物灾害和森林火灾。自然灾害发生后，抢救生命最有效的办法来自大家的自救和互救。

（一）自然灾害的预防

1. 地震预防

（1）到牢固的地方躲藏（床下、空间小、有支撑的地方等）。

（2）关掉煤气开关、电闸等。

（3）避震时，躲避在有坚硬东西支撑的地方，千万不要去阳台和窗下。要把身体重心降到最低，不要捂住口鼻，要用枕头或被子保护好头部，应等地震停止后再去室外，或在原地等待救援。

（4）在教室时，离门近的人可以跑到门外，中间及后排的人应躲到课桌下，靠墙的人应要紧靠墙根，用书包护住头部。

（5）不要地震一停就回屋取东西，因为余震对人的威胁会更大。

（6）在公共场所，不要急于涌向出口，应保持跟前面人的距离；地震发生时，应躲到比较安全的地方，如桌柜下、舞台下、乐池里等地。

（7）在大街上，地震发生时，要躲在尽量空旷开阔的地方，周围和头顶没有易掉落物的地方。

（8）如果地震后被埋在了建筑物的下面，应先想办法清理掉腹部上的东西，然后用毛巾、衣服等物捂住口鼻，防止烟尘窒息，保存体力，等待救援。

2. 水灾预防

（1）水灾发生时，来不及转移的人员，应立即爬上屋顶、楼房高层、大树、高墙等高的地方暂避，等待救援；

（2）当受到洪水威胁，或者被卷入洪水、暂避的地方已难自保时，要利用桌椅、木排、门板、木床等木质家具，或者尽可能抓住固定的或能漂浮的东西。

（3）千万不要游泳逃生，不可攀爬带电的电线杆、铁塔，也不要爬到泥坯房的屋顶。

（4）出现高压线铁塔倾倒、电线低垂或断折时，要迅速远避，不可触摸或接近，防止触电。

（5）洪水过后，要做好各项卫生防疫工作，预防疫病的流行。

3. 雷电预防

（1）雷雨时，应尽量减少在户外或野外逗留。

（2）在野外突然遇到雷雨时，两脚要尽量靠拢，选择干燥处下蹲，以减少暴露面积和触地电位差。

（3）室内应离开照明线、电话线、广播线、电视天线。还应关好门窗，以防球形雷进入室内伤人。

4. 龙卷风的预防

（1）龙卷风来袭时，应立刻离开危房或活动板房，到周围空旷的地方，并立即伏在地面。

（2）在室内，应远离门、窗和阳台，躲到与龙卷风方向相反的墙壁或小房间内，并抱头蹲下。躲避龙卷风最安全的地方是地下室或半地下室。

（3）在野外遇到龙卷风，应寻找低洼地形趴下，并保护好头部，防止被飞来物砸伤，要远离大树、电线杆等。

（4）不要在汽车中躲避龙卷风，更不要开车，汽车对龙卷风没有防御能力。

5. 泥石流的预防

（1）在山谷中，一旦遇到强降雨发生泥石流的时候，不要顺着泥石流的方向逃生，应往与泥石流垂直的方向向两边的山坡上面爬。

（2）如果出门旅游遇到泥石流的时候，要立即丢弃身上背着的沉重旅行装备及行李等，选择安全路径逃生，但是通信工具不能丢弃，以便与外界联系求助。

（3）遇到泥石流的时候，千万不要选择在陡峻的山坡下面，或者爬上树躲避，可以选择到平坦安全的高地进行躲避，以免泥石流压塌冲倒山坡和树木受到伤害。

（4）如果在遇到强降雨出现泥石流的时候，不要往土层较厚的地带逃生，而要往地质坚硬、不易被雨水冲毁的没有碎石的岩石地带逃生。

（5）作为旅游者乘坐汽车遇到泥石流时，应果断弃车而逃，躲在车上容易被掩埋在车厢里窒息而死。

（6）如果正驾车穿越刚发生泥石流的地区，一定要当心路上的杂物，最好绕道找一条安全的路线。

（二）自救与互救的基本技能

1. 心肺复苏术（详见本章第四部分）

2. 止血

止血方法：加压包扎法、指压止血法、屈肢加垫止血法、止血带止血、填塞止血法等。

（1）适应症：

① 周围血管创伤性出血。

② 某些特殊部位创伤或病理血管破裂出血。

③ 减少手术区域内的出血。

（2）禁忌症：

① 需要施行断肢（指）再植者不用止血带。

② 特殊感染截肢不用止血带，如气性坏疽截肢。

③ 凡有动脉硬化症、糖尿病、慢性肾病肾功能不全者。

（3）加压包扎法：适用于各种伤口毛细血管和小静脉出血。其方法是：先用无菌敷料盖住伤口，再用绷带加压包扎；没有无菌敷料的情况下，可用消过毒的卫生巾及餐巾纸代替。

（4）指压止血法：适用于头部、颈部和四肢外伤出血，是一种临时的止血措施，压迫时要找准动脉出血的位置，按压5～10分钟。

（5）屈肢加垫止血法：适用于肘窝、腋窝、腹股沟、腘窝部位，当前臂或小腿出血不能制止时，可强制性屈曲肘关节和关节，并用毛巾或衣服等物品固定（见图4－11）。

注意：当发生骨折或关节脱位时，不能使用此法止血。

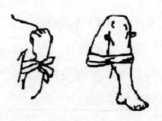

图4－11 肘窝、腘窝部位加压止血

（6）止血带止血法（见图4－12）

适应症：用于四肢大血管破裂出血多，采用加压包扎无效者，不宜作为首选。

种类：急救时可用布带、绳索、止血带等。

图 4 - 12 止血带止血法

（7）止血带止血的禁忌

① 需要断肢再植的伤员不宜使用止血带止血。

② 糖尿病、慢性肾病患者不宜使用止血带止血。

3. 包扎

包扎是外伤现场应急处理的重要措施之一。及时正确的包扎，可以达到压迫止血、减少感染、保护伤口、减少疼痛、固定敷料和夹板等目的；相反，不采取正确的方法包扎，会造成新的伤害、遗留后遗症等不良后果。

（1）包扎注意事项

① 在紧急情况下，毛巾、围巾、领带、长袜、手帕、衬衫等都可以临时替代绷带使用，应尽可能选用干净的包扎材料。

要露出手指或足趾的末端，方便观察肢端血液循环的情况。

② 患肢包扎须在功能位。

③ 包扎时，要取掉患肢上的戒指、手链、手镯等饰物。

④ 对开放、暴露的伤口，不触摸、不上药，要尽可能先用无菌敷料覆盖伤口，再进行包扎。

⑤ 包扎打结应固定在肢体外侧，避免挡住伤口，便于观察。

⑥ 内脏脱出不送回。

⑦ 有异物不拔除，固定异物并包扎。

（2）头部包扎（见图 4 - 13）

头部包扎采用三角巾，其方法包括：面具式、十字法、帽式等。

注意事项：

① 包扎时，不能包得太紧，太紧不利于血液循环，太松容易脱落。

② 在包扎过程中，应尽量少改变伤员位置，不要触碰伤口，以免造成伤员不必要的疼痛感。

③ 固定绷带的方法，可用打结，不能在伤口部位、骨隆起凸起处固定。

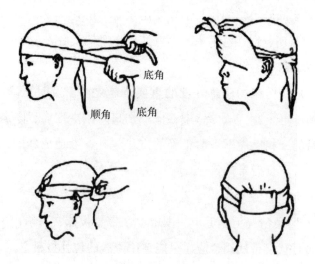

底角

顺角　底角

图4－13　头部包扎

（3）胸、背、肩及腋部位包扎法：绷带包扎、三角巾包扎（见图4－14）。

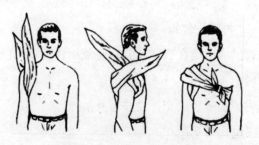

图4－14　腋下三角巾包扎

（4）固定

急救时的固定主要是对骨折的临时固定，目的不是复位，而是防止骨折端活动刺伤血管、神经等周围组织造成继发性损伤，防止伤情加重、造成感染，保护伤口，便于运送。其注意事项如下。

① 有创口者应先止血、消毒、包扎，再固定，伤员出现休克时应同时抢救。

② 大腿、小腿及脊柱骨折者，不宜随意搬动，应就地固定。

③ 固定前应先用布料、棉花、毛巾等铺垫在夹板上，以免损伤皮肤。

④ 夹板放在骨折部位下方或两侧，固定上、下各一个关节。

⑤ 用绷带固定夹板时，应先从骨折下部缠起，以减少伤肢充血水肿。

⑥ 固定松紧应适宜。

⑦ 开放性骨折禁止用水冲洗，不涂药物，保持伤口清洁。

⑧ 肢体如有畸形、可按畸形位置固定。

⑨ 临时固定的作用只是制动，严禁当场整复。

（5）搬运

规范、科学的搬运术对患者的抢救、治疗及预后都至关重要，并非简单的体力劳动。搬运时的注意事项如下。

① 严密观察病人意识、呼吸、心跳的变化，并随时询问患者情况，及时调整止血带和固定物的松紧度，防止出现皮肤压伤和缺血坏死。

② 颈椎损伤要由专人扶住伤员头部，水平放在硬木板上，固定好头部方可，头与躯干轴线一致，防止摆动和扭转，严禁随便强行搬动头部。

③ 脊柱损伤的伤员要用硬木板或硬质担架运送，要三人同时水平将伤员托起，轻轻放在木板上，整个过程动作要协调统一、轻柔

稳妥、保持伤员躯体平起平落，不要任意对伤员翻身、扭曲，保持脊柱中立位，防止脊髓损伤。

④ 疑有脊柱骨折时，严禁使用一人拖抱式的搬运，或两个人一人抬头部、另一人抬腿的搬运方法。

⑤ 脊柱脊髓损伤的病人冬天要注意保暖，防止烫伤，夏季要注意降温，防止发生高热。

⑥ 伤员在担架上必须扣好安全带，防止跌落，上楼梯时，头必须朝高的一侧。

⑦ 烦躁或者意识不清的伤员必须有专人守候，防止意外，保证各种治疗持续进行。

四、心肺复苏术的实施

心肺复苏是呼吸心跳骤停唯一的急救方法。有研究报告指出，向大众普及心肺复苏的急救知识，使在病人身旁的人能够立即行心肺复苏，可以使不同原因引起的呼吸心跳骤停抢救成功率提高，降低猝死对生命的威胁，使不少人的生命可以得到挽救。

（一）心肺复苏的流程与要点

（1）确定周围环境安全。

（2）判断患者意识，可以通过动作或声音刺激，观察患者有无反应，轻拍患者双肩并呼叫："喂，你怎么了！"轻拍其肩部、呼叫患者（轻拍重唤），以判定其意识、呼吸情况：患者意识障碍、呼吸微弱或停止。

（3）向周围人紧急救助：打"120"急救电话；报告地点及情况，请求携带除颤仪，记录开始时间。

（4）检查颈动脉搏动及呼吸，眼睛看胸廓有无起伏，手触摸颈动脉有无搏动，喉结向外滑动 2～3cm 为颈静脉。

（5）体位：（去枕平卧于硬的平面，头颈身体在同一纵轴），双膝平病人肩部。

（6）解开患者衣服、松腰带，充分暴露其胸部。

（7）按压部位为两乳头连线胸骨正中。

（8）双手指交叉，手掌重叠，掌根部按压，肩、肘、腕成一直线，身体前倾，垂直按压。

要求：按压幅度为 5～6cm，胸廓充分回弹；按压频率为 100～120 次/分，按压：松开比为 1:1。

（9）开放气道。

仰头提颏法：一只手掌用力压前额，另一只手中、食指向上向前抬高下颌，两手合力头后仰（取下义齿、清除口腔分泌物及异物）（见图 4 - 15）。

下颌前推法：适用于有颈部损伤者。其方法为：一只手掌用力压前额，另一只手中、食指向上向前抬高下颌，两手合力头后仰（见图 4 - 16）。

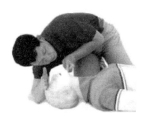

图 4 - 15　仰头提颏法

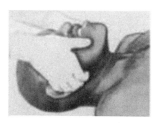

图 4 - 16　下颌前推法

有颈部损伤者使用下颌前推法。

（10）捏紧患者鼻翼，嘴要包严，不可以漏气。

要求：连续送两口气；每次吹气大于 1 秒；吹气：出气为 1:1；每次要看到患者胸廓起伏，松开患者口、鼻，按压与人工呼吸：

30:2，持续按压 5 个循环。

复苏成功后，整理衣服，头偏向一侧，如未恢复，重复行心肺复苏，直至医务人员的到来。

在所有危重症中，最严重就是呼吸心跳骤停，一旦人体内缺氧，细胞会很快死亡，在 4 分钟内进行心肺复苏，患者就很有可能存活。如果超过 10 分钟以上再处理，能够挽回生命的可能性是极为罕见的。如果我们掌握了以心肺复苏为主的急救知识，当家人、朋友或身边的人遇到危险的时候，在专业人员未到时，我们可以在家或其他现场实施有效的心肺复苏，同时协调他人给急救中心打电话，很有可能就能挽救家人或朋友的生命，尽早掌握简单的急救知识，才能使你和家人的健康得到最大保证。

（二）心肺复苏有效指征

（1）可触到大动脉搏动。

（2）口唇、甲床、颜面色泽转红。

（3）瞳孔由大变小，对光反射恢复。

（4）自主呼吸恢复。

（三）心肺复苏（见图 4 - 17）停止条件

（1）伤病员已经恢复自主呼吸和心跳。

（2）有专业（院内医务人员）接替抢救。

（3）医务人员确定被救者已经死亡。

图 4 - 17　心肺复苏的流程

第5章 健康扶贫促进 "健康陕西" 建设的探索

2015 年 11 月 27 日,习近平总书记在中央扶贫开发工作会议上的讲话中指出:"要大力加强医疗保险和医疗救助。从贫困发生原因看,相当部分人口是因病致贫或因病返贫的。要建立健全医疗保险和医疗救助制度,对因病致贫或返贫的群众给予及时有效的救助。"健康扶贫为"健康中国"建设"补短板",❶大力推进健康扶贫工作,能够补齐健康建设上的"最大短板",从而有力推进健康陕西建设。自脱贫攻坚战打响以来,陕西省坚持精准到户、精准到人、精准到病,一手抓精准施治斩病根、减存量,一手抓疾病预防断病源、控增量,多措并举推进健康扶贫工作扎实开展,有效解决因病致贫、因病返贫的问题,让贫困群众看得起病、看得好病、方便看病、少生病,确保如期脱贫,并为全面小康和健康陕西建设积累了丰富的经验。

---

❶ 王培安. 健康扶贫为健康中国建设补短板 [J]. 中国卫生,2017 (5):26 – 27.

一、补齐健康建设的"最大短板"

健康陕西建设要实现健康事业的共建共享，让陕西人都享受到卫生健康事业的发展成果，让陕西人都过上更为健康的生活。实现健康陕西的建设目标，就要补齐卫生健康事业发展"短板"。卫生健康事业建设的"短板"在哪里？健康建设的最大"短板"就在于贫困人口、贫困地区的诊疗服务和基本公共卫生服务，只有有效地解决贫困人口、贫困地区的卫生健康问题，让贫困人口看得起病、看得好病、看得上病、少生病，才能真正补上健康建设的"最大短板"。

（一）从群体看：健康建设"短板"在贫困人口

1. 推进贫困人口医疗救济

国务院扶贫办建档立卡数据显示，截至 2013 年，因病致贫、因病返贫的贫困户有 1256 万户，占贫困户总数的 42.4%。其中，患大病的有 417 万人，占 4.7%，患长期慢性病的有 1504 万人，占 16.8%。在各种致贫原因中，因病致贫在各地区都排在最前面。到 2015 年年底，在全国建档立卡贫困户中，因病致贫与因病返贫的贫困户占 44.1%，患大病的有 240 万人，患长期慢性病的有 960 万人。根据陕西省 2018 年底建档立卡贫困人口数据（见表 5 - 1），陕西省全省建档立卡贫困户数 337893 户，贫困人口 775502 人。其中因病致贫为 63732 户，占总户数的 18.86%。因病致贫是导致贫困发生的重要原因，一些群众"辛辛苦苦奔小康，得场大病全泡汤"，陷于贫病交加的困境。从群体上看，贫困人口是健康建设的"最大短板"，必须要推进贫困人口的医疗救济，帮助贫困人口避开因病致贫的陷阱。

表 5 - 1　陕西省 2018 年年底建档立卡因病致贫户情况

地区	贫困户	因病致贫户	占比（%）
西安市	5389	1213	22.51
铜川市	4014	790	19.68
宝鸡市	18562	3656	19.70
咸阳市	20221	6865	33.95
渭南市	25958	7994	30.80
延安市	5526	2044	36.99
榆林市	26905	7263	26.99
汉中市	68270	6737	9.87
安康市	113163	13232	11.69
商洛市	48903	13770	28.16
韩城市	822	114	13.87
西咸新区	160	54	33.75

2. 提升贫困人口医疗保障

贫困人口因为经济收入欠佳而没有足够的支付能力，同时既有的医疗保险的保障水平也不能有效解决贫困人口看病支付能力不足的问题。再加上"先垫付，再报销"的保障模式，共同造成一些贫困人口只能"小病扛，大病躺"，结果"小病拖大，大病拖炸"，深陷贫病交加之中不能自拔。因此在健康扶贫中，要构筑起面对贫困人口的医疗保障体系，综合运用新农合医保、大病救助、民政救助等多种举措，让贫困人口"看得上病、看得起病"，提升贫困人口的医疗保障水平。

（二）从地域上看：健康建设"短板"在贫困地区

1. 基层农村医疗水平需要提升

根据 2016 年农工党开展脱贫攻坚民主监督工作时的调研数据显示，农村患者到外地看病带来的陪护、交通、食宿等间接医疗费用约占总支出的 30% 以上。[1] 这说明，农村特别是贫困地区农村的医疗水平较低，群众对基层诊疗缺乏信心。根据《全国医疗卫生服务体系规划纲要（2015—2020 年)》的要求，贫困县要达到"三个一"目标，即每县至少有 1 所县级公立医院，30 万人口以上的县至少有 1 所医院达到二级甲等水平，每个乡镇有 1 所政府举办的乡镇卫生院，每个行政村有 1 个卫生室。很多贫困地区与实现这一目标有着明显的差距，是健康扶贫工作中需要着力解决的。

2. 基层农村医疗人才需要培养

由于基层农村特别是贫困地区基础设施不够完善，公共服务水平较低，各方面待遇福利不完善，导致医疗人才流失的问题较为严重。一些乡村医生资质不够，且老龄化问题凸显，乡镇卫生院的科室建设也较为滞后，全科医生严重不足。医疗人才的缺乏是乡镇卫生院、村卫生室不能有效发挥作用的重要原因。无论是健康扶贫还是健康建设，都要充实贫困地区基层农村的卫生健康队伍，让医疗人才扎根基层，更好地在基层服务。

3. 基层农村生活环境需要改善

健康生活需要卫生整洁的生活环境。但是贫困地区基层农村的环境整治工作相对滞后，卫生厕所普及、垃圾回收等各方面的工作

---

[1] 曲凤宏. 脱贫攻坚应当高度重视健康扶贫工作［J］. 前进论坛, 2017（4）: 10.

推进较为滞后。推进贫困地区基层农村环境整治，打造整洁卫生的生活环境和公共环境，对于整体健康建设非常必要。

（三）从内容上看：健康建设"短板"在基本服务

1. 基本公共卫生服务需要落实

习近平总书记指出："要实施健康扶贫工程，加强贫困地区传染病、地方病、慢性病防治工作，全面实施贫困地区儿童营养改善、孕前优生健康免费检查等重大公共卫生项目，保证贫困人口享有基本医疗卫生服务。"基本公共卫生服务对于实现健康生活，保障老、残、妇、幼等重点人群的健康状况具有重要意义。但是，目前各类基本公共服务的落实情况有待提升，特别是贫困人口的基本公共服务亟待加强。全面实施贫困地区儿童营养改善、新生儿疾病免费筛查、妇女"两癌"免费筛查、孕前优生健康免费检查等重大公共卫生项目。加强贫困地区计划生育服务管理工作，将基本公共卫生服务落到实处，让贫困人口从中获益。

2. 贫困人口签约服务需要推进

推进家庭医生签约服务是保障人民群众生活健康，推进健康中国建设的重要抓手。相对于城市地区，基层农村的家庭医生签约服务推进缓慢，特别是贫困地区的基层农村，其原因在于：首先，在于经济条件限制，家庭医生签约服务经费难以落实；其次，在于贫困地区全科医生数量严重不足；最后，在于农村的地理条件等因素限制，例如，在秦巴山区、吕梁山区等地，山大沟深的地形特点为签约服务的开展造成巨大的障碍。在健康扶贫和健康建设中，推进贫困人口"家庭医生"签约服务，是解决贫困人口健康问题的重要支撑。

（四）从环节上看：健康建设"短板"在预防控制

1. 补上地方病、传染病欠账

从环节上看，健康建设"短板"在预防控制的环节，特别是贫困地区对于传染病、地方病、慢性病的预防控制较为滞后。特困地区农村在慢性病三级预防方面投入严重不足，在结核病、大骨节病等重大传染病、地方病和寄生虫病防治工作方面欠账较多，加之一些农村面源污染加重，给贫困群众健康生活埋下隐患，疾病防控能力亟须加强。❶ 在健康扶贫工作中，补齐贫困地区传染病、地方病等重点疾病预防控制的欠账，对于降低群众患病风险、保障其健康生活具有重要意义。

2. 抵御因病致贫、返贫风险

很多贫困人口为生计所迫，没有足够的健康知识和健康意识，容易因为一些不健康的生活行为习惯而患上疾病。健康意识低、健康素养差是加大因病致贫、因病返贫风险的重要原因。习近平总书记指出：要"坚定不移贯彻'预防为主'方针，坚持防治结合、联防联控、群防群控，努力为人民群众提供全生命周期的卫生与健康服务"。在健康扶贫工作中，要切实实现关口前移，坚持预防为主，通过提升贫困人口自身守护健康的意识和能力，让贫困人口自身能更好抵御疾病风险，参与到健康陕西建设之中。

二、健康扶贫的"陕西实践"

疾病不仅是绝大多数农村贫困人口陷入贫困的主要致因，而且

---

❶ 何得桂. 加强深度贫困地区健康扶贫的建议［J］. 中国国情国力，2017（11）：13－15.

98

是他们长期难以摆脱贫困的根本痼瘤。❶ 2015 年，陕西省委省政府发布了《关于贯彻落实〈中共中央国务院关于打赢脱贫攻坚战的决定〉的实施意见》（陕发〔2015〕20 号）。该文件指出，到 2020 年健康扶贫要实现以下三大目标：一是因病致贫人群全部如期脱贫。贫困地区人人享有基本医疗卫生服务，农村贫困人口大病得到及时有效救治和保障，个人就医费用负担大幅减轻；二是贫困地区医疗服务能力明显提升。县镇（乡）村医疗卫生机构标准化建设全部达标，县级医院服务能力达到二级甲等医院水平，实现小病在村镇，大病不出县，90% 的病人在县域内就诊；三是贫困地区广大群众健康水平整体提高。公共卫生服务和健康促进工作全面加强，重大传染病、地方病得到有效控制，妇女儿童健康水平不断提高，群众自我保健能力明显提升；人均期望寿命逐步提高，孕产妇死亡率、婴儿死亡率、5 岁以下儿童生长迟缓率等主要健康指标达到全省平均水平。

（一）完善医疗保障，让贫困人口"看的起病"

为解决贫困户看病就医支付能力不足，因看病而负债累累的问题，陕西省着力构建面向贫困人口的医疗保障体系，优化报销服务模式。

1. 构筑看病就医"四重保障"

在新型农村合作医疗的基础上，陕西省建设了贫困户看病就医的"四重保障"体系，即城乡居民医保（新农合）＋大病保险＋医疗救助＋补充医疗保障。

城乡居民医保（新农合）：实现贫困人口参合 100%。门诊特殊

---

❶ 陈成文. 从"因病滞贫"看农村医疗保障制度改革［J］. 探索，2017（2）：74 - 80.

慢病报销比例提升至 70% ~ 80%，年度报销额较非贫困人口多20%。住院报销比例较非贫困人口提高 10%，乡镇卫生院报销90%，县定点二级医院报销 85% 左右，市定点三级医院报销 70%，设定封顶线 13 万元/年/人。

大病保险：实现贫困人口参加大病保险 100%。在起付线 3000元基础上，自付 0.3 万 ~ 5 万元报销 50%，5 万 ~ 10 万元报销 60%，自付 10 万元以上，报销 70%，每人每年报销封顶线为 30 万元（目前一些县区已将封顶线取消）。

医疗救助：大病保险完成后，对于门诊的特困人员 100% 报销，门诊低保对象再报销 50%。对住院低保户 100% 报销，住院低保户基本医疗报销 70%，重特大疾病报销 70%。对住院低收入特定对象普通疾病、重特大疾病，分别再报销 50% 以上，因病致贫对象在重特大疾病再报销 30% 以上。

补充医疗保障：在"三重保障"基础上，陕西省建立对贫困人口的补充医疗保障。对 2016 年全省建档立卡农村贫困人口（含 2016年脱贫退出的贫困人口），按照 70 元/人/年标准筹资，省级财政补助 30%，市级财政补助 30%，县级财政补助 40%，用于建档立卡贫困户当年住院医疗费用通过新农合、大病保险、医疗救助报销后，实际报销比例未达到一定水平的贫困患者，由补充医疗保障补足差额。

2. 便利付费结算服务

为了让医疗保障体系更有效地发挥作用，陕西省实行"先住院、后付费"，推进贫困人口"一站式"即时结算服务，即按照"保险在先、救助在后"的原则，对建档立卡贫困患者，实行住院"零押金"制度，入院时经审查符合条件并签订《协议书》后即可入院治疗，不需缴纳住院押金，参保患者在县域内住院时，完成基本医保报销后，符合城乡居民大病保险、医疗救助标准的，各类医保政策顺次衔接、同步结算。通过报销"一站式"结算后，患者只缴纳自负部分费用。

（二）提升基层能力，让贫困人口"方便看病"

推进分级诊疗的落实，是方便贫困人口看病的重要支撑。要让贫困人口愿意到基层诊疗，就需要切实提升基层服务能力。陕西省积极构建医疗卫生帮扶体系，充实基层卫生健康队伍，推动优质医疗资源下沉基层。

1. 构建医疗卫生帮扶体系

陕西省落实医院对口帮扶，省市三级医院对口帮扶贫困县县级医院，县二级医院对口帮扶贫困县乡镇卫生院，乡镇卫生院帮扶村卫生室，省市公共卫生机构对口帮扶深度贫困县公共卫生机构，从而提升下级医院的临床专科服务能力与医院管理水平，提升公共服务能力。

陕西省积极推进以医疗集团帮扶模式、医共体帮扶模式、专科联盟帮扶模式、远程会诊帮扶模式为主体的医联体帮扶，让贫困县医院加入省市医联体，开展三级医院与贫困县县级医院的远程医疗业务，推行县镇村医疗卫生服务一体化，让贫困县级医院专科加入跨区域专科联盟。实现各级诊疗机构之间的深度交流合作，让每个贫困县至少有一所二级甲等医院、每个镇有一所标准化乡镇卫生院，每个行政村有一所标准化村卫生室。

2. 医学人才专项支持

在《关于促进健康服务业发展的若干意见》（国发〔2013〕40号）的主要任务中就已明确要求对健康管理人才的培养力度必须加

大。以健康扶贫工作为契机，陕西省为贫困地区县乡医疗卫生机构订单定向免费培养医学类本专科学生，支持贫困地区实施全科医生和专科医生特设岗位计划，制定符合基层实际的人才招聘引进办法，壮大基层卫生健康队伍。同时加强对基层医务工作者的培养，通过开展乡村医生免费培训、卫生健康行业社团培训、转岗培训、全科专业住院医师规范化培训，提升基层医务工作者技术水平，并逐步提升基层医务工作者的保障与待遇，让基层更好留住人才。

3. "互联网＋健康扶贫"

国务院总理李克强在 2016 年 6 月 8 日主持召开国务院常务会议部署实施健康扶贫工程时特别强调，要确定发展和规范健康医疗大数据应用的措施，通过"互联网＋医疗"更好满足群众需求。国家卫生健康委员会与工业和信息化部于 2018 年 3 月联合印发了《关于开展"互联网＋健康扶贫"应用试点项目的通知》。同年 3 月 24 日，"互联网＋健康扶贫"全国试点项目在汉中启动。陕西多地均探索推进智能化、信息化技术在健康扶贫工作中的有效运用，通过推进贫困县医院信息化建设、建设全民健康信息平台、强化健康扶贫动态管理系统运用等形式推动"智慧医疗"建设，实现健康扶贫提质增效。

（三）推进"三个一批"，让贫困人口"看的好病"

为切实斩断病根，减轻疾病存量，根据中央《健康扶贫工程"三个一批"行动计划》（国卫财务发〔2017〕19 号）要求，陕西省全力推进以"三个一批"为内容的分类分批救治。

1. 大病集中救治一批

明确服务对象与内容：对建档立卡贫困人口和农村低保对象、

特困人员开展大病集中救治。陕西省对贫困人口患儿童急淋、儿童急早粒白血病、儿童先天性心脏病、食管癌、胃癌、结肠癌、直肠癌、终末期肾病等 11 种大病,并新增肺癌、肝癌、乳腺癌、宫颈癌、急性心肌梗死、白内障、尘肺、神经母细胞瘤、儿童淋巴瘤、骨肉瘤、血友病、地中海贫血、唇腭裂、尿道下裂 14 种作为大病专项救治病种,累计大病集中救治病种共 25 项。

明确服务要求与形式:陕西省按照"四定两加强"原则,实施集中救治。"四定"即确定定点医院(县级医院,不具备条件则转诊定点三级医院)、确定诊疗方案、确定单病种收费标准(从 1.5 万元到 15 万元不等)、确定报销救助比例(报销比例不低于 90%)。"两加强"即加强医疗质量管理,加强责任落实。

2. 慢性病签约服务管理一批

陕西省对核实核准的慢性病患者实行家庭医生签约服务管理,压实基层体检筛查识别责任,组建签约医生团队,和建档立卡贫困人口中慢性病患者签订服务协议,定期开展服务指导,落实国家基本公共卫生服务,并为签约对象提供个性化的健康服务。同时筹措资金落实签约服务经费,加强监督激励,实现家庭医生签约服务应签尽签,做到签约一人、履约一人、做实一人。

3. 重病保障一批

陕西省对建档立卡贫困人口中,医疗花费巨大,且在较长一段时间内严重影响患者及其家庭的正常工作和生活的重病患者,实行以县为主的重病保障政策。一方面,落实省医疗保障倾斜政策;另一方面,以健康扶贫或医疗救助基金、补充医疗保险、临时救助为支撑构筑以县为主的保障机制,同时通过慈善机构救助、志愿者救助、社会各界捐赠等形式动员社会力量救助,切实加强对重病贫困人口的医疗保障。

2018 年，陕西省全省大病集中救治一批进度累计救治 196572 次，救治进度达 99.8%；慢病签约服务一批累计救治 812084 次，救治进度达 99.3%；重病兜底保障一批累计救治 48613 次，救治进度达 99.1%（见表 5 - 2）。

表 5 - 2　2018 年度陕西省贫困人口"三个一批"行动情况

地区	大病集中救治一批救治进度（%）	慢病签约服务一批救治进度（%）	重病兜底保障一批救治进度（%）
陕西省	99.8	99.3	99.1
西安市	99.7	92.4	99.9
铜川市	98.8	100	100
宝鸡市	99.7	100	100
咸阳市	99.9	99.4	99.9
渭南市	99.9	100	100
延安市	99.9	100	100
榆林市	99.6	99.8	93.5
汉中市	99.9	99.7	99.8
安康市	99.8	99.6	100
商洛市	99.5	99.7	99.6
韩城市	100	100	100
西咸新区	100	100	100

（四）推进疾病防控，让贫困人口"少生病"

健康扶贫，既要注重对贫困者从资源上予以支持，又要注重从权利、机会、自主能力等方面予以支持。❶ 为了提高贫困人口健康意识和健康素养，提升贫困人口守护健康、抵御疾病风险的能力，陕

---

❶ 王培安. 全面实施健康扶贫工程 [J]. 行政管理改革, 2016 (4): 36 - 41.

104

西省积极推进贫困地区的疾病预防控制和健康促进行动，以疾病预防控制"八大行动"为抓手，推进传染病、地方病等重点疾病的预防控制，并且专门制定了贫困地区健康促进工作的方案与目标（见表 5 - 3）。

表 5 - 3　陕西省贫困地区健康促进三年攻坚行动具体工作目标

领域	指标	2018 年	2019 年	2020 年
健康教育进乡村	举办健康讲座	每 2 个月不少于 1 次	每 2 个月不少于 1 次	
健康教育进家庭	每户一张健康教育明白纸	覆盖 30% 贫困户，每年每户不少于 1 份	贫困户全覆盖，每年每户不少于 1 份	
	每户一个健康明白人	覆盖 30% 贫困户，每户至少培训 1 名家庭成员，或是亲属、帮扶干部等	贫困户全覆盖，每户至少培训 1 名家庭成员，或是亲属、帮扶干部等	
	每户一份健康小工具	覆盖 30% 贫困户，每户不少于 1 份	贫困户全覆盖，每户不少于 1 份	
健康教育进学校	建设健康促进学校	全面启动	20% 达标	50% 达标
健康教育阵地建设	设置健康教育宣传栏或宣传墙	覆盖 50% 贫困村。每村不少于 1 块，面积不低于 2 平方米，每 3 个月更新一次	贫困村全覆盖。每村不少于 1 块，面积不低于 2 平方米，每 3 个月更新一次	
	省、市、县各级发布健康教育内容，播放公益广告	发布内容每月不少于 1 次，播出广告累计每月不少于 1 次	发布内容每月不少于 1 次，播出广告累计每月不少于 1 次	
基层健康教育骨干培养	村级健康教育骨干培训覆盖率	30%	100%	
居民健康素养水平	居民健康素养水平	完成基线调查	—	（预期）较 2018 年提高 60%

三、健康扶贫的"陕西贡献"

实施健康扶贫工程，就是要抓住因病致贫、因病返贫这个"牛鼻子"，综合施策，精准施策，破解造成贫困的健康问题。2017 年 6 月，在四川成都召开的全国健康扶贫工作现场推进会上，时任国务院副总理刘延东对会议作出批示，要求将实施健康扶贫工程作为重要政治任务，进一步完善政策体系，加大落实力度，防止因病致贫返贫，坚决打赢脱贫攻坚战。自脱贫攻坚战打响以来，陕西省多措并举，扎实推进健康扶贫系列工作，取得显著成效，有力地推进了贫困治理、健康治理、社会治理，并且为全面小康与健康中国建设积累了有效的经验。

（一）实践贡献

在实践方面，有力地推进了脱贫攻坚进程，并且补上了健康陕西建设的"短板"，推进健康治理的实现，同时还对社会治理产生积极影响，推动社会治理向好的方向发展。

1. 贫困治理提质增效

（1）实现减存控增，解决因病致贫问题

开展健康扶贫工作以来，陕西省贫困人口的健康问题得到了有效的解决，大量因病致贫的贫困户实现了脱贫。减疾病存量、控疾病增量效果显著。2018 年，全省建档立卡贫困户退出总计 315970 户 1044722 人，其中因病致贫贫困户退出达 60879 户 157830 人，分别占比 19.27% 和 15.11%。在全部退出因病致贫人口中，患慢病人口退出 139121 人，患大病人口退出 18709 人。贫困人口的健康意识和健康素养也得到明显提升，抵御疾病风险的能力得到显著加强（见表 5 - 4）。

表 5-4　2018 年陕西省建档立卡贫困户中因病致贫贫困人口退出情况

地区	贫困退出总人数（人）	因病致贫人口退出总人数（人）
西安市	39187	7940
铜川市	12150	1883
宝鸡市	75981	12911
咸阳市	73930	13701
渭南市	102871	19247
延安市	37556	8398
榆林市	116935	22960
汉中市	184728	22282
安康市	184846	15320
商洛市	213268	32432
韩城市	1246	190
西咸新区	2024	566

（2）推进脱贫攻坚，提振摆脱贫困信心

健康扶贫作为脱贫攻坚的重要组成部分，有力推进了脱贫攻坚的整体进程。因病致贫人口的健康问题得到有效解决，让他们对过上更好的生活重新燃起了信心，更加积极参与到生产劳动之中，摆脱贫困的志气和信心被更好地激发了出来。2015—2018 年，陕西省每年脱贫攻坚人数为 129.40 万人、122.17 万人、48.89 万人、104.47 万人，绝大多数贫困人口摆脱了贫困的境遇（见表 5-5）。

表 5-5　2015—2018 年陕西省贫困人口脱贫情况

地区	2015 年脱贫（万人）	2016 年脱贫（万人）	2017 年脱贫（万人）	2018 年脱贫（万人）
陕西省	129.40	122.17	48.89	104.47
西安市	12.40	0.00	0.09	3.92
铜川市	1.80	1.91	0.93	1.22
宝鸡市	12.40	16.19	6.67	7.60
咸阳市	15.20	15.71	4.48	7.39

续表

地区	2015 年脱贫（万人）	2016 年脱贫（万人）	2017 年脱贫（万人）	2018 年脱贫（万人）
渭南市	23.20	24.55	8.43	10.29
延安市	8.80	6.03	1.47	3.76
榆林市	16.00	21.15	6.11	11.69
汉中市	15.30	14.46	5.72	18.47
安康市	12.30	8.99	7.35	18.48
商洛市	11.10	11.88	6.92	21.33
韩城市	0.90	1.31	0.72	0.12
西咸新区	—	—	0.08	0.20

2. 健康治理实质突破

（1）基层服务能力显著增强

通过健康扶贫，贫困地区基层诊疗机构建设取得了显著成效，全部摘帽贫困村均建立起了规范的村卫生室，乡镇卫生院建设也显著加强。大量优质诊疗设备配套基层，基层医护人员得到更多交流培训机会，再加上医联体、医共体建设，以及全程诊疗的逐步推广，使基层服务能力明显增强，推进了优质医疗资源的下沉。

（2）健康治理水平显著提升

实施健康中国战略是推动卫生与健康领域治理体系与治理能力现代化的具体实践，是国家治理的重要组成部分。[1] 而作为健康中国建设一部分的健康扶贫工作，对于健康治理实现具有重要的推动作用。以贫困地区、贫困人口为突破口，家庭医生签约服务、分级诊疗、紧密型医共体建设等多项工作均取得了实质性的突破，使健康

---

[1] 李玲，傅虹桥，胡钰曦. 从国家治理视角看实施健康中国战略［J］. 中国卫生经济，2018（1）：5-8.

治理水平显著提升，卫生健康事业整体发展。

3. 社会治理向好发展

（1）改善医患关系

在陕西健康扶贫工作开展过程中，卫生健康从业者有了更多的机会与贫困群众深入交流，让患者和医生能够更加相互理解，有效改善了医患关系。同时，在健康扶贫中还探索了动员群众、与群众沟通、改善干群关系的众多经验，其影响也将超越健康治理，推动整体的社会建设与社会发展。

（2）提升贫困人口获得感

"政之所兴，在顺民心。""健康扶贫，扶的是健康，与人的生命有关，我们必须高度负责。"正是因为党和政府主动担责，解决贫困人口健康问题，守护贫困人口生命健康，从而显著提升了贫困人口的获得感，有助于提升党和政府的形象，使整体社会治理向好的方向发展。

（二）经验贡献

在经验层面，陕西省在健康扶贫工作中有效地激发了地方活力，探索出了众多推进贫困治理、推进健康治理的有效、可行路径和先进经验，为全面小康与健康中国建设奉献了"陕西方法"。

1. 丰富贫困治理有效方法，助力全面小康

习近平总书记指出，要通过重点发展基本公共服务，完善基本医疗保险、大病统筹救助、商业医疗保险等办法，建立有效化解因病而贫的长效机制。从经验层面上看，在健康扶贫开展的过程中，也是一个扶贫开发思想与理论丰富并深化的过程。在陕西省开展健康扶贫工作的过程中，探寻了解决贫困人口健康问题的有效路径，

丰富了贫困治理的有效方法。这些推进贫困治理的有效经验将逐渐融入整体的扶贫开发理论与思想之中，从单纯实践上升为一种具有普遍意义的思想价值，为全面小康建设提供参考与借鉴。

2. 探索健康治理有效路径，助力健康中国

习近平同志指出，在推进健康中国建设的过程中，我们要坚持中国特色卫生与健康发展道路，把握好一些重大问题，要坚持正确的卫生与健康工作方针，以基层为重点，以改革创新为动力。❶ 他强调在健康中国建设中基层的重要作用，以及改革创新的重要作用。陕西省在健康扶贫的工作进程中，有效解决了基层卫生健康事业的诸多难题，例如，如何实现对群众有效动员，如何处理好不同级别、不同性质健康卫生机构之间的关系，如何完善医疗保障体系，如何推进家庭医生签约服务。积极探索和有效破解这些问题，推进从"健康管理"向"健康治理"的转化，是对我国整体健康治理体系与健康治理能力现代化的推进，探索了实现健康治理的有效路径，为健康中国的建设提供了有效经验。

四、健康扶贫助力健康陕西建设

习近平总书记在党的十九大报告提到："人民健康是民族昌盛和国家富强的重要标志。要完善国民健康政策，为人民群众提供全方位、全周期健康服务。"进一步推进健康扶贫工作的扎实开展，是推动健康陕西建设的有效路径，是实现健康陕西建设道路上"不落下一个人"的不二法门。

---

❶ 人民健康放在优先发展战略地位努力全方位全周期保障人民健康［N］. 人民日报，2016－08－21.

（一）补齐"短板"，清掉"欠账"

1. 解决贫困人口健康问题

2016 年 8 月 19—20 日，全国卫生与健康大会在北京召开，习近平总书记在大会上指出："加快推进健康中国建设，是时代发展的迫切要求，也是老百姓的共同期盼"，并强调："要深入实施健康扶贫工程，健康中国是全民健康，包括欠发达、贫穷、边远地区，一个都不能少。"❶ 要进一步扎实推进健康扶贫，让因病致贫人口彻底摆脱贫病交加的困境，并且提升贫困人口健康素养与健康意识，实现对新增因病致贫风险和因病返贫风险的"预防式治理"，让贫困人口过上健康生活，在健康陕西建设中不掉队。

2. 补好疾病预防控制"欠账"

以健康扶贫促进健康陕西建设，就是要"清掉欠账"，切实地弥补贫困地区卫生健康行业发展中所存在的不足、所累积的问题。特别是在疾病预防控制方面，在健康扶贫中要进一步补上贫困地区地方病、传染病预防控制方面的欠账，进一步补上健康教育、健康促进方面的不足，进一步扎实对重点慢性疾病的规范管理，从而补全健康卫生事业的发展链条，推进从"以治病为中心"向"以健康为中心"的转变。

（二）守住底线，夯实基础

1. 建立健康保障兜底体系

以健康扶贫促进健康陕西建设，要进一步推进医疗保障体系的

---

❶　人民健康放在优先发展战略地位努力全方位全周期保障人民健康［N］. 人民日报，2016 - 08 - 21.

建设，用完善有效的医疗保障体系为脱贫攻坚、为健康陕西建设保驾护航。要实现基本医保、大病保险、医疗救助对农村贫困人口的全覆盖；全面落实医保待遇政策，提升整体保障水平，逐步均衡长效差距；通过降低大病保险起付线，提高支付比例，逐步取消封顶线的方法是进一步加大大病保险倾斜力度；并进一步优化医疗保障经办管理服务，让医疗保障网更为有效地发挥作用。

2. 夯实健康陕西建设基础

健康陕西建设重点在基层，关键在基层，基层卫生健康事业发展得好不好决定着健康陕西的建设基础是否牢固。以健康扶贫促进健康陕西建设要进一步推进基层卫生健康事业的发展。一方面，要通过结合深化医药卫生体制改革，加强紧密型医共体建设，以及贫困地区的专项扶持政策，进一步实现优质医疗卫生资源的下沉；另一方面，要完善监督激励举措，让贫困地区、贫困人口的各类基本公共卫生服务进一步扎实落地。

（三）总结路径，推广经验

以健康扶贫促进健康陕西建设，要进一步总结在健康扶贫工作开展中积累的可推广、可复制的好经验和好方法。在健康扶贫工作中，陕西省各地基层政府敢于承担、乐于奉献、勇于创新，在实践中探索了很多有利于保障人民健康的有效路径。推进健康陕西建设，要把这些好经验、好方法积极进行梳理、总结，进一步加强县区间的交流学习，并从省、市发力，加强对一些好做法的宣传和普及，从而让健康扶贫中探索的先进经验得到更广泛、更充分的运用。

（四）动员各方孕育精神

1. 提振人民群众对健康陕西建设的信心

习近平总书记强调："共享发展是人人享有、各得其所，不是少

112

数人共享、一部分人共享。""共享发展注重的是解决社会公平正义问题。"❶ 以健康扶贫促进健康陕西建设，就是要提振人民群众对于健康陕西建设的信心，特别是要让贫困人口有信心去追求更为健康的生活，参与到健康陕西的建设中来。

2. 提升卫生健康从业者的责任感与使命感

健康扶贫工作是对卫生健康从业者的考验和锻炼，是让卫生健康工作者更为深刻地了解人民群众对于健康的需求，以及自身所从事工作巨大价值的绝佳机会。在健康陕西建设中，要创造出更多让卫生健康从业者与贫困人口密切接触的机会，更好地激发起卫生健康从业者的责任感和使命感。

3. 凝心聚力共谋共建，培养"健康陕西"建设精神

健康陕西的建设需要各方凝心聚力、共谋攻坚。健康扶贫工作就是动员、协调各方的有力抓手。在健康扶贫工作中，卫生健康方面的各级、各方力量都被动员了起来，交流合作不断深入。要进一步动员各方参与到卫生健康事业的发展中，培养"健康陕西"建设精神，竖起"健康陕西"建设的旗帜。

---

❶　习近平. 深入理解新发展理念［EB/OL］. http：//cpc. people. com. cn/n1/2019/0516/c64094 - 31088253. html，2019 - 05 - 16.

第 6 章　全民共同参与
"健康细胞" 建设

　　随着《"健康陕西 2030" 规划纲要》的发布，健康陕西建设扎实推进，其中重要一环就是"健康细胞"的建设。通过"健康细胞"建设，能够有效解决健康问题，推进综合性健康干预活动的扎实开展。2018 年下半年以来，陕西省提出全面开展健康机关、健康军营、健康社区、健康村庄、健康学校、健康医院、健康企业、健康家庭 8 类"健康细胞"的示范建设。《"健康中国 2030" 规划纲要》指出："共建共享是建设健康中国的基本路径。从供给侧和需求侧两端发力，统筹社会、行业和个人三个层面，形成维护和促进健康的强大合力。要促进全社会广泛参与，强化跨部门协作，深化军民融合发展，调动社会力量的积极性和创造性。""坚持政府主导与调动社会、个人的积极性相结合，推动人人参与、人人尽力、人人享有。"陕西省在明晰各类"健康细胞"建设重点，完成"健康细胞"示范建设"三步走"部署的基础上，凝聚各级政府、卫健行业、专家学者等不同主体的力量，特别是通过积极引导动员实现全民共同参与。"健康细胞"建设的扎实开展,有效地推进了健康陕西建设,助力健康新生态的实现,为健康中国战略目标的实现贡献力量。

一、为什么要建设八大"健康细胞"

党的十八大以来,以习近平同志为核心的党中央始终坚持"以人为中心"的发展思想,高度重视维护人民健康,把人民健康放在优先发展的战略地位。陕西省以习近平新时代中国特色社会主义思想为指导,把"健康陕西"建设上升为全省战略,成立了健康陕西建设工作委员会,并在省卫健委设立办公室。省政府办公厅印发了《〈"健康陕西2030"规划纲要〉主要任务分工方案》,细化明确了省委组织部、宣传部、发改委、财政厅等 37 个部门的任务分工。2018年下半年以来,陕西省提出全面开展健康机关、健康军营、健康社区、健康村庄、健康学校、健康医院、健康企业、健康家庭 8 类"健康细胞"的示范建设,此项工程建设的最终目的是解决健康问题,陕西省将以健康问题为导向,从政策、环境、健康活动、公共卫生服务等各方面开展一系列综合性健康干预活动,促进环境卫生、医疗服务等各种问题的解决,让陕西人民人人享有基本医疗卫生和健育健身服务,使得居民健康素质和健康水平持续提高,因病致贫和返贫现象得到有效遏制,使"健康细胞"建设更"健康",让群众从中受益,获得更多健康优先的红利,加快建成与陕西省经济社会发展相协调、与人民健康服务需求相适应的健康促进型省份。❶

---

❶　华颖. 健康中国建设:战略意义、当前形势与推进关键［J］. 国家行政学院学报,2017(6):105–111.

（一）陕西省当前经济与健康发展协调性不平衡形势较突出

2018 年，陕西省生产总值达到 24438.32 亿元，与 2017 年相比增长了 8.3%，其经济生产总量高于全国 1.7 个百分点，达到了 2015 年以来最好的水平。在陕西省经济整体"更稳、更快、更优、更强"的同时，也正面临工业化、城镇化、人口老龄化、疾病谱变化、生态环境及生活方式变化等一系列城市发展的问题，这给维护和促进人民健康带来一系列新的挑战。传染病、慢性非传染性疾病的防控压力不断加大，健康服务供给总体不足与需求持续增长之间的矛盾依然突出，健康领域发展与经济社会发展的协调性有待加强，需要从城乡发展战略层面统筹解决好关系健康的重大和长远问题。为此，陕西省政府以提高人民健康水平为中心，以改革创新为动力，以健康治理为路径，积极探索"健康陕西"的实施方式，倡导城市所有单位与个人参与到维护与改善环境、提高和促进健康认知与行为中来，并将健康细胞工程建设作为健康陕西建设的主要抓手，构建起一座汇集万千健康细胞的特大型健康省市。❶

（二）经济全面发展，健康事业发展势头向好

人才是第一生产力。中国已进入通过提高人力资本提升全社会劳动生产率，实现人口红利从数量型向质量型转换，并助力经济和综合国力持续健康发展的新阶段。随着人民生活水平从小康向富裕过渡，以及健康意识的增强，人们更加追求生活质量，关注健康安全。健康管理、休闲健身、营养用餐、医疗服务等健康服务产业出现了欣欣向荣的发展势头，这些产业收入规模可观，覆盖范围广，

---

❶ 叶晓舸，刘熹，李志春．滴水以聚——细胞工程建设筑牢健康成都之基 [J]．健康教育与健康促进，2019（1）：16-18.

产业链长，势必成为新的民生经济增长点。2018 年，陕西省城乡居民之间的收入差距在不断缩小。陕西省城镇居民人均可支配收入为33319 元，同比增长了 8.1%，而农村居民人均的可支配收入达到11213 元，增长了 9.2%，城乡居民在收入水平不断提高的情况下对健康生活有了更高一层的要求，实施"健康细胞"建设，可以更加精准对接和满足群众多层次、多样化和个性化的健康需求。

（三）医疗卫生供需不平衡矛盾突出，改革迫在眉睫

党的十八大以来，我国医疗卫生事业获得长足发展，深化医药卫生体制改革取得突破性进展，人民健康和医疗卫生水平大幅提高，主要健康指标优于中高收入国家平均水平。但是随着工业化、城镇化、人口老龄化进程加快，疾病谱、生态环境、人们生活方式等都发生了变化，我国面临多重疾病威胁并存、多种影响因素交织的复杂局面，医疗卫生事业发展不平衡、不充分与人民健康需求之间的矛盾比较突出。陕西省的卫生服务体系和医疗保障体系与群众健康需求之间仍存在一定差距，疾病预防控制体系还不健全，难以有效控制重大疾病的威胁，包括我们对食品、药品安全的监管体系也需完善。医疗卫生资源不均衡，过度集中在大城市和大医院，社区卫生资源不足，人才短缺，服务能力不强，医疗保障体系存在覆盖面有限、保障水平低的问题，建设八大"健康细胞"工程是陕西省破解既有问题、着眼长远推进健康建设的必然要求。

对个体而言，健康的细胞决定了健康的体魄。对社会而言，机关、军营、社区、村庄、学校、医院、企业、家庭八大"细胞"的健康，则是以点带面，示范带动，使健康环境明显改善，健康常识得到普及，健康生活方式基本形成，人人享有基本医疗卫生和体育健身服务，因病致贫、因病返贫现象得到有效遏制，逐步建立健康城市与健康细胞紧密融合、健康服务与经济社会发展互相协调、互

相促进的长效机制，全面提升全省人民的健康水平。

二、"健康细胞"创建的主要做法

（一）八类"健康细胞"建设的具体内容❶

1. 健康机关：突出健康环境改善和健康行为养成

健康机关，就是机关单位团结和谐，严谨有为，环境优美，职工健康，言行优雅，充满正能量。健康机关是八大"健康细胞"的组成部分，也是重要内容。是坚持"以人为本"，维护和保障机关干部职工健康，提升各级机关干部职工工作效能和战斗力的重要手段。机关单位干部职工的健康行为对于社会大众具有引领作用，健康机关建设是示范中的示范，必须首先抓好，努力将示范效应扩展到全社会。在环境改善方面，要抓好机关环境卫生、健康食堂及健身、办公条件的改善；在行为养成方面，要抓好健康讲座、科学运动、戒烟限酒等；在制度建设方面，要大兴求真务实之风，力戒形式主义，提高工作实效，减少低效率、高强度的工作负担，落实法定休假制度，开展心理健康干预。各级卫生健康部门带头参加建设，爱卫办成员单位健康机关建设参与率要过半数。做好健康机关示范建设工作，对于促进机关干部职工身心健康，推进各项事业追赶超越，带动全社会健康水平不断提升具有重要意义。

2. 健康军营：突出健康军营文化和健康主题活动

要将健康理念融入军营管理运行全部工作，以健康膳食、科学训练、戒烟戒酒、健康宣讲等为主题，整洁军营环境，建设军营文

---

❶ 门孝成，蔡良良．健康细胞建设．新时代健康事业的基石［J］．现代保健报，2018－10－19（02）．

化，健强官兵体魄，引导官兵科学训练，掌握必备的健康技能，不断提升健康素养和水平，提升部队战斗力。

3. 健康社区：突出健康环境改善和健康服务供给

环境改善方面要重点改善健身文化设施，建设无障碍环境，完善残疾人、老年人、幼儿服务设施，全面搭建健康建设支持性环境；健康服务方面要着力开展健康教育和健康素养促进行动，引导居民养成"三减三健"等健康生活方式，做细做精"家庭医生"签约服务，不断提升居民健康水平。

4. 健康村庄：突出环境卫生整治和公共卫生服务

健康村庄是"健康细胞"示范建设的重要内容，是落实乡村振兴战略、促进农村健康事业发展的重要抓手，是增强农村社会生产力、打赢脱贫攻坚战、建成全面小康社会的基础工程。在环境整治方面，要结合乡村振兴战略，整合项目资源，以治脏、治乱、治差为重点，扎实推进综合整治，同时加大改水改厕力度，严防水污染和面源污染；在公共卫生方面，要全面落实公共卫生项目，加强对传染病、常见病、慢性病和地方病的有效管控，促进村民养成良好的生活行为习惯，丰富村民文化体育生活，提高村民健康素养。

5. 健康学校：突出健康教育促进和健康习惯培养

由于孩子的健康关乎家庭健康，孩子小时候的健康习惯影响其一生的健康素养，因此健康校园建设意义举足轻重。要加强健康校园主题建设，教学和生活设施布局合理，周边社会文化环境健康安定；当健康课和体育课达到国家规定课时的时候，应开展学生体质监测，建立师生健康体检和健康管理机制；建设健康食堂，保障食品安全；实施校园传染病、常见病、多发病、地方病的防控，开展预防近视、肥胖、龋齿等行动；开展心理健康主题活动，提供心理咨询帮助。中小学校以培育健康行为习惯、营造健康成长环境为主，大学校园以倡导健康文化、预防控制传染病为主，各有侧重推进示范建设。

6. 健康医院：突出就医体验改善和职工健康关怀

要将健康理念融入医院规划、建设、管理和运营全过程，充分体现人性化特点。加快推进医防结合，医院不仅要看病，而且还要防病，要将健康教育与促进融入医疗服务当中；大力营造健康和谐的诊疗环境，提供优质服务，提高患者就医体验；加强医院员工健康管理，建立健康检查、职业健康监护和年休假制度，保障员工的有效休息时间，提高其工作质量；发挥自身优势，积极传播健康文化，参与社区健康公益活动。根据陕西省卫生健康委要求，2018 年陕西全省所有三级公立医院和一半以上二级公立医院启动"健康细胞"示范建设工作。

7. 健康企业：突出健康制度建设和职业健康安全

企业在追求经济效益的同时，必须还要注重社会效益。要全面落实企业安全生产责任，严防安全生产事故；强化法制意识，履行社会责任，加强废水、废气、固废、垃圾等处理管理；提高职业健康防护意识，定期开展职业健康检查，防范职业危害。

8. 健康家庭：突出健康理念培育和健康行为养成

家庭是社会的基本细胞，家庭健康直接关系到人民群众的生活水平和生活质量，关系到全面建成小康社会奋斗目标的实现。动员社会力量，开展健康家庭示范建设，对于推进家庭全面发展、促进社会和谐稳定和健康陕西建设都具有重要意义。要全面加强健康教育和促进，引导家庭成员树立现代健康观，培养健康理念，掌握科学育儿、老年人照护，以及常见病、慢性病和传染病预防，还有家庭急救、灾害逃生等健康科普知识和技能。尤其要大力推行"三减三健"、戒烟限酒、控盐限油、平衡膳食，改善家庭环境卫生，坚持体育锻炼，保持积极健康心态，提高幸福指数。

"健康细胞"建设的提法很形象，意思是让全社会都充满健康，机关、单位、学校、小区、企业、市民等"城市细胞"都实现健康，城市整体上才能健康。但"健康细胞"工程又很具体，例如，在健康小区方面，要求加强环境保护，完善卫生设施，配备有健康教育活动室、健康自助检测点，并有专兼职人员指导管理，备有血压计、血糖仪、身高体重计、腰围尺、壁挂 BMI 尺、膳食宝塔挂图等。八类"健康细胞"群体基本全民覆盖，从机关到社区，从部队到农村，从医院到校园，从企业到家庭，大健康理念遍布社会的最小单位——每个居民。❶

（二）主要措施❷❸

1. 树立大健康理念，成立工作小组

一是在创建初期，与相关区县健康教育机构、教育部门、街办、镇政府等的主管领导进行沟通与协商，使他们明晰此项工作的现实意义并给予高度重视。二是树立"大卫生，大健康"理念，召开工作启动会，各创建单位根据通知分别制定本单位的创建工作实施方案。三是要求各创建单位成立以单位"一把手"为组长的健康促进

❶　陕西将全面开展 8 类健康细胞示范建设［EB/OL］. http：//www. shaanxi. gov. cn/sxxw/sxyw/123805. htm，2018 - 10 - 18.

❷　开展健康细胞示范创建建设健康西安［EB/OL］. https：//xian. qq. com/a/20171114/017416. htm，2017 - 11 - 14.

❸　叶晓舸，刘熹，李志春. 滴水以聚——细胞工程建设筑牢健康成都之基［J］. 健康教育与健康促进，2019（1）：16 - 18.

领导小组，明确了相关职责，把健康细胞示范创建工作列入单位的年度工作计划。四是要求有专人负责，有经费投入，有健康政策、规章制度和管理措施，有预期目标，从健康环境、健康活动等深入开展创建工作（见图6-1）。

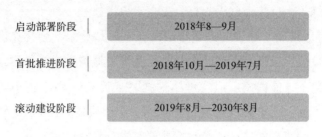

启动部署阶段	2018年8—9月
首批推进阶段	2018年10月—2019年7月
滚动建设阶段	2019年8月—2030年8月

图6-1 陕西省"健康细胞"示范建设工作"三步走"

2. 邀请专家培训，加强技术指导

通过业务培训和指导活动，使创建单位全面了解"健康细胞"示范创建活动的建设意义、实施安排和评价指标体系，更好地开展创建工作。创建工作开始至今，省、市、区三级健康教育机构多次到各创建单位进行工作指导。同时已有创建经验的兄弟地市间互学互鉴。如西安市健康教育所邀请韩城市健康教育所副所长陈建军对西安市两家"健康细胞"进行指导。同时，省、市、区三级健康教育机构及创建单位辖区内的社区卫生服务中心、乡镇卫生院也从提供健康资料、举办健康知识讲座等方面给予有力的技术支持。

3. 加强上、下沟通，引导居民广泛参与

健康陕西建设特别是健康家庭建设的广泛发动，使得爱国卫生理念深入人心。群众养成了良好的生活习惯，全省居民积极主动参与到健康城市建设中来，树立了"自己是健康的第一责任人"的理念。通过"健康细胞"工程建设，街道社区与镇村干部经常与群众

面对面接触沟通,群众的心里话有渠道讲,有问题能及时解决。各级基层党组织引导组建各类社会自治组织,成为联结群众的桥梁和基层治理的多元稳定支撑。群众间大事小事相互帮忙,大病小病相互照顾,相互谦让、诚实守信成为社区及乡村院落的美德。

4. 围绕健康问题,制定特色建设标准

"健康细胞"示范创建的最终目的是解决健康问题,因此所有的创建活动都要以健康导向为引领。通过基线调研找出各单位存在的健康问题,然后围绕问题从政策、环境、健康活动、卫生服务等各方面开展一系列综合性健康干预活动。从单纯依靠卫生部门的单一力量转向依靠各级政府、各部门和社会各界的共同协作,从单纯依靠医疗技术手段转向从人群、文化、服务、社会、环境五大维度综合施策,努力把健康理念播撒到社会的各个角落,把健康行为覆盖到方方面面,把健康服务惠及所有居民。此外,陕西省还成立了多个省级指导专家组,每个省级指导专家组都安排有在医疗保健、疾病防治、慢病康复、营养膳食、心理健康、科学锻炼、中医养生等方面具有较高学术造诣和丰富经验的专家学者,指导健康工作有效开展。

(三)陕西省"健康细胞"示范建设"三步走"部署❶

陕西省深化"健康细胞"示范建设分"三步走":启动部署阶段为 2018 年 8—9 月,由陕西省健康陕西建设工作委员会办公室统筹协调健全工作机制,各牵头部门制定下发各类"健康细胞"示范建设的实施意见及评估指标,目前该阶段任务已全部完成;首批推进阶段为 2018 年 10 月—2019 年 7 月,各牵头部门要确定首批省级

---

❶ 一图读懂"健康陕西 8 个健康细胞示范建设"[EB/OL]. http://www.sohu.com/a/326927725_451218. 2019 – 07 – 15.

示范建设单位名单，开展示范建设工作，各市、县抓好具体组织实施工作；滚动建设阶段从 2019 年 8 月—2030 年 8 月，每年一个周期，第一批验收后启动第二批，以此类推，循序渐进。各级示范建设评估验收通过后，再由同级政府或示范建设组织机构命名；验收未通过的加强整改，在下一批次复验。

此前前期工作进展顺利，已经进入整体推进的滚动建设阶段。主要从普及健康生活，优化健康服务，完善健康保障，建设健康环境，发展健康产业等方面入手。

三、"健康细胞"创建取得的成效

通过"健康细胞"创建工作的不断开展，陕西省卫健委把健康陕西建设作为卫生健康工作的主题主线，以"八大细胞"建设为抓手，取得了重要进展。

（一）在"八大细胞"建设方面[1]

陕西省将"健康细胞"作为省直"模范机关"创建活动的重要内容，与陕西省体育局开展了"健康体育行进省级机关"的活动，将健康知识和科学健身活动送入机关；并新吸纳省委军民融合办、省退役军人事务管理厅和陕西武警总队等单位参加健康军营建设，在 9 个军事单位率先开展"健康军营"建设。与此同时，4 个市召开"健康社区"推进会，培育了一批示范建设典型单位，紧随新农村的建设，将"细胞建设"纳入各地乡村振兴战略、美丽宜居乡村建设，共建设"健康村庄"1863 个。在取得了一系列重大成果的同时，陕西省还组成了 5 个督导组，对全省 22 个县区的 110 个"健康

---

[1] 陕西确定省级健康细胞示范建设单位 3540 个 [EB/OL]. http://news.cnr.cn/native/city/20190814/t20190814_524731269.shtml. 2019 – 08 – 14.

村庄"示范建设进行督导检查,以确保该项工程的顺利开展。在聚焦群众热切关注的学校医疗方面,陕西省成立了示范建设领导小组,修订了"健康学校"建设标准,各地共有 514 所学校申报省级"健康学校"示范建设学校。此外,陕西省将省人民医院、交大一附院等 15 家医院作为首批"健康医院"示范单位,在 160 家省、市医院开展建设工作,取得了较好的工作成效,让群众受益众多,营造了良好的社会氛围。

(二) 以"健康细胞"推进整体"健康城市"建设❶

"健康细胞"建设有效地推进了整体的健康城市建设。陕西省的众多小学在全校开展了声势浩大的"创建健康校园,我们人人有责"的创建承诺师生签名活动,并通过加强组织领导、完善制度、开展活动、加大资金投入、明确服务职责、搭建家校互动平台等不断推进创建工作。宝鸡市已基本完成了国家级健康城市试点第一周期的建设任务,安康、延安、汉中省级"健康城市"的试点建设也已取得了积极进展,西安、咸阳、渭南、榆林相继启动了"健康城市"建设,巩固了 9 个"健康县城"建设成果,11 个县、区今年启动了"健康县城"建设。并对西安、宝鸡国家卫生城市进行了省级暗访和反馈,督促整改提升,对 22 个国家级卫生县城的复审进行了省级评估。西安市的社区通过完善组织机构、开展主题活动、开展健康宣传、开展戒烟活动等不断完善创建工作。通过健康教育氛围的布置、健康教育活动的开展、环境的整治、健康体检等活动积极推进创建工作。陕西省通过"健康细胞工程"的建设,加大了对新农村的建设力度,使得许多村落的基础设施得到不断完善,村容村貌发生巨大的变化,道路宽敞整洁,排污排水系统完善,健康设施不断完善,

---

❶ 开展健康细胞示范创建建设健康西安 [EB/OL]. https：//xian. qq. com/a/2017 1114/017416. htm. 2017 - 11 - 14.

健康环境建设得到加强，健康宣传氛围更加浓厚，健康家庭示范户工作开展不断深入，村民健康意识、卫生意识都有了很大的提高。

（三）以"健康细胞"促"健康陕西"的前景展望

到 2020 年，陕西省将建设省级健康机关 1000 个、健康社区 600 个、健康村庄 3000 个、健康学校 1000 个、健康医院 300 个、健康企业 1000 个、健康家庭 50000 个；市（区）和县（市、区）实现示范建设全覆盖，健康家庭建设率分别达到 20% 和 30%，健康机关、健康社区、健康村庄、健康学校、健康医院、健康企业建设率达到 50%。到 2030 年，陕西省健康家庭建设率达到 50%，健康机关、健康社区、健康村庄、健康学校、健康医院、健康企业建设率达到 90%，健康陕西将基本实现。

四、建好"健康细胞"助力"健康陕西"

（一）打造"健康陕西"，从"健康细胞"建设开始❶

"健康细胞"的创建是培育健康人群的一个核心手段，它通过"制定健康公共政策、创造支持性环境、强化社区行动、发展个人技能、调整卫生服务方向"来实践，把健康知识、健康理念以点带面，从机关、企业、村社、家庭等普及到每个人，从而促进全民健康，让人人享有健康。这是一项系统工程，需要各级政府的坚强领导和各个行业部门的协同推进，更需要社会各界和广大人民群众的积极参与。这项工作刚刚起步，没有现成的经验可供借鉴，任务艰巨，责任重大，必须与时俱进、大胆创新、积极实践。通过了解国家卫

---

❶ 如何推进健康中国战略？毛群安：建设好"健康细胞"［EB/OL］. https：//baijiahao. baidu. com/s？id＝1597254774554491614&wfr＝spider&for＝pc. 2018－04－09.

生健康委员会疾控局局长毛群安的相关采访得知，建设好"健康细胞"，就是夯实"健康中国"的基础，也是夯实"健康陕西"的基础。"健康细胞"建设的最终目的是解决健康问题。陕西省以健康问题为导向，从机关、军营、社区、村庄、学校、医院、企业、家庭等方面开展了一系列综合性健康干预活动，使得"健康细胞"建设更"健康"，让群众从中受益，获得更多健康优先的红利，真正体现"健康细胞"建设的目的和意义。有了健康的细胞，才能有健康的肌体。"健康陕西"建设需要从"细胞工程"抓起，以"健康细胞"建设引导形成健康新生态，不断扩大"健康细胞"建设的范围与内容，营造好全民参与健身运动、人人追求卫生健康的社会氛围。

抓好"健康细胞"这个抓手，是推动健康陕西建设的有效渠道，更是推动"健康中国"发展的"助燃剂"。2019 年，陕西"八大健康细胞"示范建设作为推进"健康陕西"建设的重要抓手，从单纯依靠卫生部门的单一力量转向依靠各级政府、各部门和社会各界的共同协作，从单纯依靠医疗技术手段转向从人群、文化、服务、社会、环境等五大维度综合施策，努力把健康理念播撒到各个角落，把健康行为覆盖到方方面面，把健康服务惠及所有居民。

（二）抓好"健康细胞"建设，助力健康新生态[1]

陕西省加大投入，推动医疗卫生工作重心下移、医疗卫生资源下沉等，大力推行医疗联合体新模式，加大医疗保障力度，为更多人筑牢健康基石。要不断完善家庭医生、分级诊疗等制度，大力发展健康产业、建设好健康环境，为市民有效提供基本医疗和公共卫生服务，获得更多的健康保障。

"健康细胞"建设为"健康陕西"提供了有力支撑。在"实施

---

[1] 邱发平. 以"健康细胞"建设构建健康新生态［N］. 梅州日报，2019 – 04 – 10.

健康中国战略"的大背景下，更是直接关系人民的身体健康，关系到全面小康的重要举措。陕西省以健康机关、健康军营和健康社区等为重点，以整洁宜居的环境、便民优质的服务、和谐文明的文化为主要内容，推进"健康细胞"建设，为家庭和个人就近提供生理、心理和社会等方面的服务，倡导团结和睦的人际关系，提高家庭健康水平等。这些举措都体现了以提高人民健康水平为核心的意义，使得"健康细胞"建设更有的放矢，也更有效果。

同时，通过创建典型示范，已形成放大效应。确定省级健康细胞示范建设单位 3540 个，健康网络进一步完善，也为其他地方提供了很好的借鉴，促使创建工作不断深入，让健康陕西建设得到稳步推进。

（三）以人民为中心，实施"健康中国"战略[1]

健康是人民群众最关心、最直接、最现实的利益，人民的获得感、幸福感、安全感都离不开健康。实施"健康中国"战略是从源头维护人民健康的创举，它标志着我国在维护国民健康方面已实现了划时代的进步。要始终坚持实施健康陕西战略与国家和全省的整体战略紧密结合，到 2020 年建立基本医疗卫生制度，到 2035 年居民主要健康指标达到高收入国家水平，到 2050 年建成与社会主义现代化强国相适应的"健康陕西"。实现上述战略目标，对于提升陕西省医疗卫生服务整体水平，实现大踏步前进，有着至关重要的意义。我们要立足国情省情，坚持稳中求进的总基调，一张蓝图干到底，接力探索、接续奋斗。要科学把握"稳"和"进"的辩证关系，既要做到保持战略定力的"稳"，尽力而为、量力而行，不做不切实际的高承诺，也要在"进"上奋发有为，无论是公共卫生服务，还是

---

[1] 以人民健康为中心，实施健康中国战略［EB/OL］. http://theory.people.com.cn/n1/2018/1016/c40531-30344212.html. 2018-10-16.

基本医疗服务,都要抓实、落细、做好,把握好力度、速度和社会承受度的关系,合理引导群众预期,以"钉钉子"的精神,一步一个脚印向前推进。同时也要紧扣中央重大决策部署,准确把握新时代卫生计生事业历史方位,统一思想认识和行动步调,确保新时代"健康陕西"事业良好开局、扎实起步。

第7章 完善健康保障制度，
实现人民共建共享

一、持续增加医疗卫生的投入

2016 年 8 月 19—20 日，在北京召开的全国卫生与健康大会上，习近平总书记强调指出："没有全民健康，就没有全面小康。要把人民健康放在优先发展的战略地位，以普及健康生活、优化健康服务、完善健康保障、建设健康环境、发展健康产业为重点，加快推进健康中国建设，努力全方位、全周期保障人民健康。"❶ 在健康中国建设中要坚持人民共建共享的卫生与健康工作方针，而完善健康保障制度建设，正是实现全民共建共享的重要支撑。习近平总书记指出，完善健康保障是推进健康中国建设必不可少的一部分，完善我国的健康

---

❶ 把人民健康放在优先发展战略地位努力全方位全周期保障人民健康 [N]. 人民日报，2016 – 08 – 21.

保障制度，是各级党委和政府都不能忽视的工作。陕西省持续增加医疗卫生投入，织密基层卫生健康"服务网"，健全全民医疗保障体系，完善药品供应体系，在健康保障制度建设中取得了较为显著的成绩。

（一）陕西省医疗卫生投入现状

健康陕西建设要进一步发展，要实现全省人民健康的目标，政府在医疗卫生领域增加投入是势在必行的，这不仅要求进一步巩固全民医保体系，提升其筹资水平和支出水平，也要求政府在财政预算中增加卫生支出的比重。

从整体来看，2011—2016 年，陕西省医疗卫生总支出持续增加，2016 年总支出 1348.15 亿元，比 2011 年增加近一倍，卫生总费用占GDP 比重逐年上升，由 2011 年的 5.84% 上涨至 2016 年的 6.95%。其中，政府医疗卫生支出占比由 30.8% 下降至 29.05%，个人医疗卫生支出占比由 38.9% 下降至 31.81%，社会医疗卫生支出占比持续增加，由 2011 年的 30.3% 增长至 39.13%。从总体上来看，陕西省在卫生领域的投入水平高于全国水平，且能够与陕西省的经济发展相适应（见表 7 - 1）。

表 7 - 1　2011—2016 年陕西省医疗卫生支出状况

年份 陕西省	卫生总费用（亿元）				卫生总费用构成（%）			卫生总费用占GDP	人均卫生总费用（元）
	合计	政府卫生支出	社会卫生支出	个人卫生支出	政府卫生支出	社会卫生支出	个人卫生支出		
2016	1348.15	391.7	527.58	428.87	29.05	39.13	31.81	6.95	3535.66
2015	1254.37	377.76	465.24	411.37	30.12	37.09	32.8	6.96	3307.08
2014	1124.02	317.92	423.52	382.58	28.28	37.68	34.04	6.35	2977.53
2013	1016.7	293.96	327.87	394.87	28.9	32.2	38.8	6.34	2701.11
2012	860.52	257.49	276.12	326.91	29.9	32.1	38	5.95	2292.88
2011	730.98	225.15	221.58	284.26	30.8	30.3	38.9	5.84	1952.93

资料来源：《中国卫生和计划生育统计年鉴》（2011—2016 年）。

从表 7-1 可以看到，陕西全省医疗卫生支出金额有了较大幅度的提升，但是其中政府卫生支出占比在政府、社会和个人支出三者中占比最少，平均为 29% 左右，社会卫生支出一直是占比最大的部分。由此可见，陕西省政府应该继续加大对于全省医疗卫生事业的资金方面的投入，同时协调好政府、社会和个人三者在医疗卫生支出中的占比。要避免某一方支出过多的问题，尤其重视个人因病致贫、返贫情况。

（二）陕西省医疗扶贫投入

陕西省政府在医疗保障扶贫投入上较为重视，2018 年全省医保扶贫投入金额超 21 亿元，目前陕西省已实现贫困人口按基本医保、大病保险和医疗救助（含补充保障）三项医保政策按顺序报销后，其住院合规医疗费用报销比例达到 80%。省医保局通过精准识别，对建档立卡贫困人口 65.89 万户 183.27 万人的身份进行了系统比对；通过精准施策，对贫困人口采取医保倾斜政策，对贫困人口建立补充保障政策；通过精准投入，2018 年积极协调省财政拨付 1.38 亿元，补贴 308.24 万贫困人口参保，救治贫困患者 33.16 万人，基本医保报销 17.14 亿元、大病保险报销 1.48 亿元、医疗救助 2.52 亿元，补充医疗保障和政府兜底 6998 万元，投入超过 21 亿元。2019 年，陕西省医保部门认真履行医保扶贫保基本、保底线、保民生的政治责任，落实财政补贴贫困人口参保政策、城乡居民医保扶贫待遇政策、医疗救助倾斜政策、大病保险和医疗救助倾斜政策，推进即时结算，优化经办服务，减轻群众跑腿和垫资的负担。

同时，政府还要对陕西省医疗卫生基础设施及人员配给情况给予高度重视，基本的医疗卫生机构及人员是保障人民群众身体健康的基础，没有足够的医疗卫生机构，或者医护人员配给不足，都会极大地影响"健康陕西"建设。由表 7-2 可以看出：2011—2017

年，陕西省医院数量呈现波动上升的趋势，而医疗卫生机构总数在
2014 年达到顶峰后呈现持续下降的趋势。这可能是在城市化进程下，
乡村卫生院数量有所减少，城市医院数量逐渐增加。在这 6 年中，
有较大提升的为医疗卫生机构床位数以及卫生技术人员的数量，医
疗卫生机构床位数由 2011 年的 15.38 万张增长为 2017 年的 24.14 万
张，卫生技术人员数量由 2011 年的 19.73 万人上升为 2017 年的
31.03 万人，为全省人民健康提供了最基本的医护人员保障。据
《2018 年陕西省统计年鉴》，2017 年年底陕西省常住人口为 3835 万
人，床位数和常住人口比例约为 1∶158，卫生医护人员和常住人口
的比例约为1∶123，可见陕西省医疗资源还是处于一个较为缺乏的
状态，尤其是医疗基础设施和卫生技术人员。在这一形势下，首先，
要加大对医疗卫生机构基础设施的投入力度；其次，要重视对卫生
技术人员的培养和扶持，包括重视医科大学的发展、护工类职业技
术学院的规范，争取为陕西省输出一批优质的卫生技术人员。

表 7 - 2　2011—2017 年陕西省医疗卫生机构人员及床位数

年份	卫生机构（个）	医院（个）	卫生机构床位（万张）	医院床位（万张）	卫生技术人员（万人）	医生（万人）	护士（万人）
2011	4669	2611	15.38	14.69	19.73	6.57	7.02
2012	4684	2603	16.92	16.31	21.63	6.95	7.94
2013	6290	2634	18.51	17.93	23.91	7.44	8.96
2014	6314	2587	19.94	19.37	25.26	7.65	9.72
2015	6186	2612	21.19	20.63	26.54	7.95	10.43
2016	5823	2655	22.54	22.1	28.88	8.57	11.69
2017	5293	2710	24.14	23.71	31.03	9.32	12.7

资料来源：《陕西省统计年鉴》（2011—2017 年）。

（三）医疗卫生投入中出现的问题及其对策

陕西省医疗卫生投入还存在着一些问题，例如，在相对不紧迫

的领域投入较多资金，"性价比"偏低；对医疗卫生机构基础设施建设不够重视，医疗资源紧张；对医院及医疗卫生机构引入国际先进技术扶持力度不够等。针对上述问题，陕西省政府部门要加大财政投入力度，调整投入比例。恢复医疗机构的"公益性"，建立合理分级补偿机制，确立补偿标准，提高卫生服务的公平性和可及性。不仅包括增加服务供给，而且包括适应人口结构和疾病谱的变化，扭转卫生服务模式，使政府部门的投入实现"对症下药"，将资金真正投放到有用的地方，避免出现大量投入资金但收效甚微的问题，进一步解决当前我国居民普遍面临的"看病难""看病贵"问题。且通过加大对医疗卫生领域的财政投资力度，使得各级医院无论是机械设备还是卫生环境都"更上一层楼"，为患者提供更加良好的治疗，营造一个更加干净、整洁的治疗环境。

二、织密基层卫生健康的"服务网"

"健康陕西"的第一大目标就是实现"全省人民身体健康"，而维护人民身体健康的"第一道防线"就是建设基层医疗卫生健康体系。如何加强基层医疗卫生健康体系建设，不断满足人民群众日益增长的公共卫生服务需求，一直是党和政府高度重视的问题。目前基层卫生机构对自身定位不够清晰，基层卫生机构没有得到足够重视，不扩大业务范围，不与大医院同质化发展，在一定程度上存在着"基层弱，大医院强"的思维。其实不然，基层卫生机构只是在职能上与大医院有所分工，基层卫生事业是保护人民身体健康的"第一道防线"，政府必须清晰基层卫生事业的重要性，织密基层卫生健康的"服务网"，才能更好地服务基层民众，实现全省人民身体健康。

（一）陕西省基层卫生健康组织的现状

1. 农村基层卫生组织情况

农村地区一直是医疗水平落后、医疗基础设施不完善的地区，儿童和老年人居多且卫生条件较差，是传染性疾病的高发地区。随着城市化进程的加快，越来越多的优质医疗资源转移到城市，农村成为了医疗资源和需求较不匹配的地区。如何重新调配农村基层卫生资源，构建农村基层医疗服务网，迫切需要各级政府和行业部门认真研究解决这些问题（见表 7 - 3）。

表 7 - 3　2011—2017 年陕西省农村村级卫生组织情况

年份	村卫生室（个）	乡村医生（人）	卫生员（人）
2017	24978	30223	1632
2016	25412	31080	1626
2015	25717	31725	1448
2014	25969	31857	1515
2013	26018	32015	2677
2012	26883	34307	2939
2011	27174	36010	2807

资料来源：《陕西省统计年鉴》（2011—2017 年）。

由表 7 - 3 可以看出，2011—2017 年，村卫生室数量、乡村医生人数和卫生员人数逐年下降，尤其是卫生员人数，7 年时间下降了近 40%，由 2011 年的 2807 人下降至 2017 年的 1632 人。总体来看，村级卫生室的医疗器械落后，乡村医生专业素质偏低，人力资源匮乏，收入水平低，政策保障力度小。由此可见，农村的基层医疗卫生资源是较为匮乏的，不能满足农民基本的医疗需求，也和"健康陕西"建设的基本要求存在差距。

2. 城市社区基层卫生组织情况

随着我国社会生产的发展，以及城市化进程的加速，人们对防病治病的认识逐步深化，医疗保健从个体向群体转变，寻求群体防治疾病的措施和方法，社区卫生服务应运而生。社区卫生服务中心是居民的初级卫生保障，是整个卫生系统中最先与人群接触的那一部分。由此可见，社区卫生服务是城市卫生体系的基础与核心。同时，社区卫生服务是提高保障和改善民生水平，实施"健康中国"战略的重要途径，也是实施预防保健、基本医疗、健康教育、疾病控制的基本保证（见表7-4）。

表7-4 2011—2017年陕西省社区卫生服务中心（站）情况

年份	社区卫生服务中心（站）（个）	床位数（张）	人员数（人）	卫生技术人员数（人）
2017	602	3280	11557	9932
2016	623	3308	11688	9998
2015	606	3721	11487	9719
2014	589	3878	11269	9478
2013	583	4128	10824	9143
2012	552	4257	9635	8108
2011	529	4354	9442	7932

资料来源：《陕西省统计年鉴》（2011—2017年）。

由表7-4可以看出，社区卫生服务中心数量总体呈现逐年增加的趋势，社区服务站人员数量和卫生技术人员数量也逐年增加，表现出陕西省社区卫生服务中心发展较为平缓，但其中床位数呈逐年下降的趋势，由2011年的4354张下降为2017年的3280张。综上所述，社区卫生服务中心是分级医疗的重要一环，陕西省社区卫生服务中心还需要加强建设，对于社区卫生服务中心还需要更多的人员配套、基础设施建设和政策帮扶，才能把好人民健康的"第一道关卡"。

3. "家庭医生"签约模式与基层卫生健康

当前我国医药卫生事业面临人口老龄化、城镇化和慢性病高发等诸多挑战，以医院和疾病为中心的医疗卫生服务模式难以满足群众对长期、连续健康照顾的需求。在新形势下，基层推进"家庭医生"签约服务成为保障和维护群众健康的重要途径。

"家庭医生"签约服务是中央和省级统一部署实施的一项惠民举措，是以全科医生为核心，以"家庭医生"服务团队为支撑，通过签约的方式，和签约家庭建立起来的一种长期、稳定的服务关系。为更好地为居民健康服务，实现"让每户居民拥有自己的家庭医生"的目标，推动"小病在社区、大病到医院、康复回社区"的分级诊疗模式，陕西省从 2016 年起，在全省全面开展"家庭医生"签约服务，优先签约老年人、孕产妇、儿童、残疾人，以及高血压、糖尿病、结核病等慢性疾病和严重精神障碍患者等。截至 2019 年 12 月，陕西省全省"家庭医生"签约率已达到 52%。

预计到 2020 年年底，"家庭医生"签约服务将基本扩大到全体人群，基本实现"家庭医生"签约服务制度的全覆盖，实现网格化管理、团队化服务。

（二）基层卫生健康存在的问题和挑战

基层卫生健康存在的主要问题有：一是相关政策落实不力。虽然近几年国家和地方投入较多，但由于基层卫生服务范围大、底子薄，基础设施基本设备还比较落后，人力资源匮乏，尤其是新医改的补偿政策在一些地方还没有真正落实到位。二是基层卫生人才十分短缺，卫生人才培养机制还没有健全起来，基层用人、留人机制还需要进一步完善，乡村医生队伍建设及养老保障政策还没完全落实。三是服务能力不强，主要是基层常见病、多发病的诊疗水平有待提高。四是基层机构运行机制不活，主要是绩效考核与绩效管理及用人、留人机制不活，导致基层卫生人员的积极性难以调动。五是人口老龄化的不断加剧、各类慢性病高发、疾病谱变化、生活方式改变、农村人才培养及引进难等问题逐渐凸显，给基层卫生健康事业带来新的挑战。

（三）如何织密基层卫生健康的"服务网"

1. 为基层医疗卫生机构输送足够的人才

最掣肘基层医疗卫生机构发展的无疑是缺乏足够的人才，基层医疗卫生机构留不住优质的医疗人才，愿意留下来的又无法满足社区的需要，因此陷入了一个两难的地步。政府应该重视对医疗卫生人才的培养。陕西省政府实施了基层医疗卫生人才"百千万"培养计划，重点培养百名优秀院长（主任）、千名高技术学科带头人、万名高水平业务骨干。同时，充分调动医务人员的工作积极性，自2017年起，在城市公立医院探索实行编制备案管理，定期动态调整，试点探索公立医院院长年薪制，医务人员实行因岗定薪、同岗同酬、岗变薪变、优绩优酬，中西医卫生技术人员薪酬总体上达到当地社会平均工资的2~3倍。在制定薪酬标准时，考虑向临床一线、业务骨干、关键岗位和突出贡献人员倾斜，儿科、妇产科、精神科、传染科、急诊科等岗位薪酬高于医务人员平均水平。

另外，基层医务人员职称晋升突出实用技术运用水平，乡镇卫生技术人员薪酬待遇不低于县级医疗机构同类人员。支持建设西北医科大学，发挥在陕医学院校为陕西培养卫生与健康人才的作用。完善住院医师、全科医师、专科医师规范化培训制度，加强全科医生、护士和儿科、产科、精神科，以及康复、心理健康、

健康教育等急需紧缺专业人才的培训，为"健康陕西"建设提供人才支撑。❶

2. 重视基础医疗设施建设

基本的医疗基础设施是维护基层卫生健康的基础，在基层医疗卫生机构，没有基础的医疗设备难以筑牢人民健康的"第一道防线"，也难以织密基层卫生健康的"服务网"。

基本医疗与基础教育是社会全体成员的必需品，是社会公共需求，政府对于基层医疗卫生机构的基础设施建设责无旁贷。政府不仅要从转移性支付方面给予帮助，还应该在政策上进行帮扶。政府公共财政应该继续作为支撑公共医疗基础设施建设的主体力量，在保证公共性、公益性的前提下允许一定范围之内的合理盈利，在此过程中，政府要发挥引导和监督作用。公共医疗基础设施的特性使得政府在公共医疗基础设施的建设中，更要进行科学的政策规划，要考虑到整个经济社会发展的历程、现状及趋势，要切实加强政府的决策能力。政府的政策应该向基础设施建设滞后的地区有所倾斜，应该给予更多的政策帮助。

3. 充分发挥"家庭医生"签约制度的优势

"家庭医生"签约服务作为健康促进的一项重要措施，是强化基层医疗卫生服务网络功能，深化医药卫生体制改革的重要任务，也是落实分级诊疗制度，促进人民群众健康的重要途径。

为进一步推进"家庭医生"签约服务，2019 年 5 月 21 日，国家卫生健康委发布《国家卫生健康委办公厅关于做好 2019 年家庭医生签约服务工作的通知》（国卫办基层函〔2019〕388 号）（以下简

---

❶ 陕西省实施基层医疗卫生人才"百千万"培养计划［EB/OL］. https：//item. btime. com/02ke7tt4k1vd2e8u4sijkl7ithh，2017－03－02.

称《通知》）。● 该《通知》指出，要结合优质服务基层行活动、社区医院建设试点和紧密型县域医共体试点工作，提高基层医疗服务能力，改善服务质量，着力解决群众痛点和难点问题，努力满足签约居民的健康服务需求。要实施好中央补助地方基层卫生人才能力提升培训项目，优先选派家庭医生团队全科医生骨干、护士、乡村医生参加线下培训，重点加强常见病、多发病规范诊断、治疗能力，鼓励基层医务人员通过国家基层卫生能力建设平台参加线上培训。同时，要不断丰富家庭医生签约服务的内容和形式，优先发展居民需求量大、获得感强的服务项目，提高签约服务对居民的吸引力。

2020 年是打赢脱贫攻坚战的收官之年，各地要按照健康扶贫工程总体要求，深入开展建档立卡贫困人口签约服务工作。准确理解和把握"应签尽签"的内涵，根据辖区经济社会发展状况、基层服务能力、自然环境、贫困人口数量及慢性病患病情况等多种因素合理确定"应签"的范围，做到重履约、重质量、重服务感受度。同时，加大对"家庭医生"签约服务的宣传，营造支持签约服务、关注"家庭医生"的良好社会氛围。提前谋划、统筹部署，充分发挥医疗卫生机构、行业组织作用，结合实际采取主题活动、现场签约、义诊咨询、健康科普等形式，集中开展宣传活动，并通过多种渠道加强宣传报道。基层医疗卫生机构要组织医务人员深入社区、家庭开展宣传活动。在活动过程中，要客观准确宣传现阶段签约服务的政策内涵，合理引导居民预期。要注意收集活动资料，发现亮点，及时梳理总结形成典型做法和成功经验。

在开展家庭医生签约服务工作中，要充分发挥"互联网＋"的新媒体优势，通过建设区域卫生信息健康服务平台，加快签约服务信息系统建设和应用，运用互联网、手机 App 等，为签约居民提供

● 《国家卫生健康委办公厅关于做好 2019 年家庭医生签约服务工作的通知》（国卫办基层函〔2019〕388 号）。

在线签约、健康咨询、预约就诊、健康管理、慢病随访、报告查询
等服务。通过短信、微信等渠道，每季度至少为签约居民推送 1 条
个性化健康教育信息，增加签约居民的感受度。推动二级以上医疗
机构与基层医疗卫生机构之间的信息整合，推进医联（共）体内签
约居民健康数据共建共享。推进利用信息化手段采集家庭医生团队
的签约数量、服务质量、签约居民满意度等信息，作为对"家庭医
生"团队进行考核评价的主要依据，逐步实现签约服务管理信息化，
提高工作效率。

三、健全全民医疗保障体系

健康保障制度的核心是基本医疗保险，它是各类健康服务的重
要资金来源。基本医疗保险的全覆盖以及个人、企业和政府三方共
同承担，大幅提升了城乡居民对于健康风险的抵御能力，并且对医
疗卫生服务资源配置、药品规范使用和城乡居民健康管理均起到基
础性的引导作用。织密基层卫生健康的"服务网"，充分发挥健康保
障制度对健康服务资源配置的优化作用，是推进健康中国建设的关
键与核心。"城镇职工基本医疗保险""新型农村合作医疗"以及
"城镇居民基本医疗保险"三者基本构成了陕西省现有的医疗保障体
系，在基本医疗保险制度构建和完善的同时，先后建立了城乡医疗
救助制度、疾病应急救助等救助制度。除此之外，商业健康保险、
职工互助保险等补充性保险也发挥了重要作用。中国形成了以基本
医疗保险为主体、商业健康保险为补充、医疗救助为底线的多层次
医疗保障体系。经过多年的发展，陕西省医疗保障基本实现全民覆
盖，覆盖率达到95%以上。医疗保障体系建设取得显著的成绩。但
也要看到，由于医疗保障顶层设计缺位、健康兜底水平偏低、医保
支付标准建设滞后、对就医秩序缺乏调节等原因，医疗保障体系对

各类健康服务资源优化配置和利用引导的规范不够的问题同样存在。在我国社会主要矛盾变化、人口老龄化加剧以及"健康中国"战略提出之后，对于陕西省的医疗保障体系又有了新的要求，尤其是"健康中国"战略，它将国民健康提高到了国家战略高度，既是医疗保障制度建设的重要机遇，也对制度发展提出了更高的要求和任务。

（一）新型农村合作医疗发展情况及其面临的问题

农村合作医疗保险是由我国农民（农业户口）自己创造的互助共济的医疗保障制度，在保障农民获得基本卫生服务、缓解农民因病致贫和因病返贫方面均发挥了重要的作用，从2003年起，新型农村合作医疗在全国部分县（市）试点，到2010年已逐步实现基本覆盖全国农村居民。经过多年的发展，陕西省新农合普及率大幅提高，基本实现农村居民全覆盖（见表7-5）。

表7-5　陕西省新型农村合作医疗普及率情况

年份	实行新型农村合作医疗县（区）（个）	参加新农合人数（万人）	参合率（%）
2007	104	2434.95	90.05
2008	104	2495.47	91.58
2009	104	2566.11	92.97
2010	104	2581.38	95
2011	104	2631.66	97.1
2012	104	2649.65	98.7
2013	91	2550.35	99.4
2014	91	2569.95	99.8
2015	92	2581.16	99.97
2016	92	2578.28	99.83
2017	92	2553.42	99.27

资料来源：《陕西省统计年鉴》（2007—2017年）。

由表 7 - 5 可以看出，陕西省新农合政策的普及率高，近五年保持在 99% 以上，2015 年更是有 99.97% 的参合率，在保障农民医疗健康，避免农民因病致贫、因病返贫方面发挥了重要的作用。

在参合率高的背后，新农合的发展还是面临着一些问题，农民在居住地发生的医疗费用在参保地不能报销，即便在参保地能报销，也面临着来回路费较高，考虑是否值得报销的问题。同时在宣传上，没有有效树立起农民的风险意识，也没有体现出重点，没有对那些不参加的农民进行调查，使得宣传大多停留在形式上。一些农民并不真正了解新型农村合作医疗制度的意义，他们仅从自己短期得失的角度考虑，觉得自己身体好，生病住院的概率低，认为没有必要花那个冤枉钱。还有一些农民认为，新农合跟以前的义务教育保证金一样，最后可能被政府骗走，认为是把自己的保险金拿去补偿别人。宣传也没有把具体的理赔标准发给农民，使得他们在理赔时，当看到那么多药费不能理赔，立刻有被欺骗上当的感觉。新型农村合作医疗还是以大病统筹为主，对慢性疾病的解决效果不佳。

就小病而言，当农民不经常生病时，觉得个人出资的那部分被浪费，于是会逐渐丧失参加合作医疗的动力。从大病来说，由于农村内部也存在着较大的贫富差距，那些贫穷的家庭一旦有人得了大病，即使去医院就诊，能够报销一部分，但剩下的未能报销的部分使他们依然无力偿付，所以这些贫困家庭的成员依然看不起病。当然对于那些富裕的家庭而言，这是给他们提供了实在的优惠。从大病的角度来看，不但新型合作医疗没有解决农村内部贫困家庭的医疗问题，反而使得他们与富裕农民家庭的差距变得越来越大，可能进一步加剧了农村的贫富差距。

目前农村的现状是，因大部分青年或中年劳动力外出打工而呈现出大量的"空心村"。当这些农民工外出打工时，如果在外地生小病，他们只能在打工所在地看病。如果异地医保结算没有有效落实，那么他们参加新型农村合作医疗就没有得到实惠，这会降低他们的参与热情。而当外出务工个体得了大病或急病时，由于新型农村合作医疗规定，参加农村合作医疗的农民需要在定点的市县、乡镇的医院就医时报销，所以如果他们去大型的医院就医或异地就医，也就无法享受到新型农村合作医疗的优惠。

长期以来，农村卫生基础设施较为滞后，一些贫困地方的卫生站甚至存在危房，医务人员短缺，且整体素质不高，长期得不到培训，技术骨干严重流失，很难满足农民日益增长的、多层次的医疗需求。与此同时，如果农民不去这些县、乡镇医院，而去省或者市一级的好医院，面临的又是天价的医疗费用，使得他们在一定程度上望而止步。这些情况都较严重地制约了新型农村合作医疗的发展。

（二）城镇医疗保险发展现状

城镇居民基本医疗保险是社会医疗保险的组成部分，采取以政府为主导，以居民个人（家庭）缴费为主，政府适度补助为辅的筹资方式，按照缴费标准和待遇水平相一致的原则，为城镇居民提供医疗需求的医疗保险制度。

城镇职工基本医疗保险也是我国医疗保险的组成（城镇职工医疗保险，城镇居民医疗保险，新型农村合作医疗）之一，是为补偿劳动者因疾病风险遭受经济损失而建立的一项社会保险制度。通过用人单位和个人缴费，建立医疗保险基金，参保人员患病就诊发生医疗费用后，与医疗保险经办机构给予一定的经济补偿，以避免或减轻劳动者因患病、治疗等所承受的经济风险（见表 7 -6）。

表 7-6　陕西省城镇居民基本医疗保障情况

年份	2011	2012	2013	2014	2015	2016	2017
参加医疗保险职工人数	540.26	547.49	571.74	574.23	580.26	599.64	619.76
城镇居民基本医疗保险参保人数	550.18	571.32	672.53	671.93	667	648.4	631.24

资料来源：《陕西省统计年鉴》（2011—2017 年）。

由表 7-6 可以看出，参加医疗保险的职工人数逐年增加。2017年，参加城镇居民基本医疗保险的人数突破 600 万人，而参加城镇居民基本医疗保险的人数起伏不定，在 2013 年达到最高峰 672.53万人之后呈逐年下降的趋势。这与职工医保和城镇居民医保的保障范围和时效上有着较大关联，职工医保每年返所缴保险费的 30% 左右到个人账户可以作为门诊费用，由职工个人自行支配，住院按社保医疗范围报销费用；而居民医保只报销在二级以上医院住院医疗费的 50%～70%，而门诊费不报销。从时效上看，职工社保医保为按月缴费，缴够 25 年后可不再缴纳，之后可一直享受医保待遇，包括门诊和住院；而城镇居民医保，缴一年享受一年，不缴费则不享受。总体而言，城镇职工医保的保障范围较大、性价比较高，而城镇居民医保有着不小的局限性。

（三）城乡居民大病保险

大病保险是对城乡居民因患大病发生的高额医疗费用给予报销，目的是解决群众反映强烈的"因病致贫、因病返贫"问题，使绝大部分人不会再因为疾病而陷入经济困境。2012 年 8 月 24 日，国家发展和改革委、卫生部、财政部、人社部、民政部、保险监督管理委员会六部委发布《关于开展城乡居民大病保险工作的指导意见》，该文件明确针对城镇居民医保、新农合参保人大病负担重的情况，引入市场机制，建立大病保险制度，减轻城乡居民的大病负担，大病医保报销比例不低于50%。

城乡居民大病保险，是在基本医疗保障的基础上，对大病患者发生的高额医疗费用给予进一步保障的一项制度性安排，可进一步放大保障效用，是基本医疗保障制度的拓展和延伸，是对基本医疗保障的有益补充。开展这项工作，是减轻人民群众大病医疗费用负担，解决因病致贫、因病返贫问题的迫切需要；是建立健全多层次医疗保障体系，推进全民医保制度建设的内在要求；是推动医保、医疗、医药互联互动，并促进政府主导与市场机制作用相结合，提高基本医疗保障水平和质量的有效途径；是进一步体现互助共济，促进社会公平正义的重要举措。

大病保险是实现"健康陕西"建设非常重要的一环，能有效增强城乡居民对风险的抵御能力，有效避免因病致贫、因病返贫情况的发生。

（四）健全全民医疗保障体系

完善健康保障、健全医疗保障体系是"健康中国"建设的一个规划领域和实施环节，"健康中国"需要健全医疗保障体系，而"健康中国"的战略规划更是为全民医保的发展提供了发展的目标和方向。在健康中国"共建共享、全民健康"的战略主题下，全民医保的发展需要在公平性、保障能力、管理效率、改革路径等方面进行调整和优化。

首先，应建立《陕西省基本医疗保障条例》，对基本医疗保障的基本原则、参保人群、筹资缴费、待遇支付标准、基金的监督管理，以及相关利益群体的责任要求要作出进一步规范，应将医保纳入法治化管理轨道，筑牢全民健康的医疗保障基础。

其次，陕西省政府要进一步扩展基本医保的保障范围，包括疾病范围和适用药物等，要提升全省人民健康水平，实现全省人民健康的目标，提高医疗保障制度的整体报销水平是势在必行的。在基本医保"保基本"的底线和医保基金可持续发展的前提下，结合陕西省经济和人民生活水平，尽可能地提高保障水平。

再次，利用现在的大数据技术，进一步完善陕西省全民参保登记，建立全省的健康信息档案大数据平台，接入全国社会保险经办平台，便利全省参保人的服务获取。

最后，以国家医疗保障局成立为契机，进一步健全社会医疗保险机构和医院、医药公司的协商谈判机制，在平等协商的条件下，确定医保支付的目录和价格，完善监管机制，最终实现人民健康和医疗卫生机构的合作共赢。

四、完善药品供应保障体系

药品供应保障是"健康中国"建设的 5 项重点任务之一。我国应继续坚定不移地建设以促进社会公平和谐、提高全民健康水平为目标，以国家基本药物制度为基础，以加强政府监管、发挥市场机制、优化供需结构、强化队伍建设、保障安全合理用药、重视短缺和特殊人群药品供应为主要内容，稳定可持续的药品供应保障体系。

（一）药品供应保障体系的现状

在改革开放后，社会主义市场经济不断成熟完善，经济的发展促进了药品供应保障体系在我国不断地被规范与改善。我国的药物供应保障体系发展到今天，依靠各级市场主体以及药品配送公司负责国家药品供应。在这种制度下，药品的供应按照药品生产企业→药品批发企业→药品零售企业或医疗机构药房→患者的流通过程来进行。药品生产企业都早已建立起了自己的销售渠道和销售团队，以此来开拓市场并增强自身在市场中的竞争力。药品生产经营的一体化不但使药品供应更高效，同时也使得药品供应的中间环节大幅度减少。除此之外，国家对基本药物采取集中采购招标制度，以此来保障基本药物的供应，满足人民的日常用药需求。这一制度既保证了高质量、低价格药品的稳定供应，同时也使市场效率大大提高。

（二）现阶段药品供应保障体系面临的问题

1. 新药研发投入大幅落后于国际先进水平

新药研发能力从长久来看是保障药品供应的决定性因素，企业只有具备了强劲的新药研发能力，才能保障各种药品的可获得性，避免我国在国际竞争中处于被动局面。制药企业的核心竞争力是研发创新能力，同时也是我国在国际市场上保持竞争力的源泉。[1] 中国在 2015 年开展新一轮药品注册制度改革以鼓励药品创新，并于 2016 年发布新的药品注册分类；与此同时，中国医药研发投入逐年增加，但仍然落后于发达国家的投入力度和技术创新能力。仿制药依然是批准上市药品中的主力军，这种情况直接导致我国无法应对激烈的国际竞争以及当前疾病谱的变化。[2] 制药企业的可持续发展以及公众的用药需求都要求政府加大对药品研发投入的力度，实施激励措施，激发创新活力，增强药品研发技术创新。2007—2014 年，中国医药研发投入总体逐年增加，但投入强度的平均水平为 1.66%，最高只有 1.82%。国际上普遍认为，如果企业投入在研发上的资金占销售收入的 1% 或以下，那么企业将难以生存，只有研发投入占到销售收入的 2% 才可维持，占到 5% 以上才具备市场竞争力。[3] 可见，当前

---

[1] 张新平，蔡菲，赵圣文，等. 我国药品供应保障制度的现状、问题及对策 [J]. 中国医院管理，2016 (11)：11 - 14.

[2] 王丹，陆国红，沈洁. 医院与企业合作实现药品供应链管理的探索与实践 [J]. 中国药房，2014 (25)：2317 - 2319.

[3] 张新平，蔡菲，赵圣文，等. 我国药品供应保障制度的现状、问题及对策 [J]. 中国医院管理，2016 (11)：11 - 14.

我国制药行业的发展亟待加强。

2. 基本药品配送中存在的问题

不同省份的配送公司根据配送模式的特点，其数量和规模都会有所不同。但是，由于一些省份中标企业的数量和规模分布不合理，由此导致药品配送公司不符合当地药品覆盖情况。并且，由于本地区大型企业的覆盖范围有限，所以部分省份甚至出现了药贩子，他们以企业名义参加当地医疗机构投标，直接影响药品配送安全。

药品配送的费用偏低，尤其是基础药品的配送，导致一些偏远地区药品较为短缺，基本的药品供应受到影响。

3. 原料药、儿童用药以及部分临床必须小用量药品供应不足

药品供应是与人民群众的健康和福祉密切相关的民生保障内容。大多数市场上的短缺药品价格相对较低，而患者迫切需要拯救生命的药物，这使得药物短缺成为社会关注的一个焦点。针对医药改革进程中的药品短缺问题，国家制定了一系列可以有效缓解大多数药物供应短缺的政策。但是，中国仍然面临着原料药、儿童用药、一些临床必须但用量小的药品供应量不足等一系列的挑战。❶

（三）完善药品供应保障体系的路径

1. 政府牵头打造医药产业集群

陕西要重视组建大型的制药企业集团，根据现有的产业资源，牵头统一全省医药产业园区，形成制药的产业集群，打造陕西省的制药"龙头企业"。同时，医药企业也应该更加重视自身的长远发

---

❶ 陈诺夫，谭祖春，龙四海，等. 建立和完善药品供应保障体系的探讨［J］. 西南军医，2011（1）：168－169.

展，积极从外省和国外医药产业发展中吸取经验教训，结合自身发展规划，进行企业的兼并重组，形成医药制造规模化生产。

2. 加大医药研发投入，增强医药研发实力

增加研发投入，注重药品研发，提升我国药品创新能力。这不仅在于确保药物供应的数量，而且需要从提高药品质量上加大力度。如果我国制药企业的研发能力和创新能力得不到提高，而国外公司长期在专利药、原研药市场占据主动，那么我国药品的可获得性和可支付性将受到严重影响。发达国家通常投入年销售额的 10% ~ 15% 用于新药研发。❶ 所以，陕西省政府更应依托我省大学和各医药研究机构，采取各种措施留住医药研发人才，建立医药技术创新平台，同时对医药研发进行补贴，在财政和政策上鼓励和支持医药研发。

3. 优化基本的药品配送物流

新版《药品经营质量管理规范》（GSP）为未来发展第三方药品物流创造了便利，小型药品制造批发企业如果要建立符合 GSP 要求的物流系统，将会面对非常高的成本和巨大的压力，这将使得药物配送由第三方物流主导成为未来发展的趋势。在我国，一些省、市开展了第三方物流企业配送基本药物的尝试。例如，国药集团与上药集团等物流公司组成物流集团，许多社会物流公司已经获得药品监督管理机构的批准。陕西省应继续探索第三方药品物流试点，充分发挥其具有现代物流能力、覆盖网络广泛的特色。❷ 第三方物流在

---

❶ 宋雅梅. 美国药品短缺相关法规、指南及其对我国的启示 [J]. 中国医院药学杂志，2012（11）：890 - 893.

❷ 顾昕. 全民医保与基本药物的供应保障体系 [J]. 河南社会科学，2009（6）：106 - 110.

降低药品配送成本、提高配送质量上有着极大的帮助，保护我省的
基本药品供应安全。

4. 加强短缺药品管理

发达国家在处理药品短缺问题上有着丰富的经验值得学习，第
一，解决药品供应信息的不对称、不透明和不准确的问题。目前，
许多欧美国家政府要求供应商在药品出现短缺问题前报告可能出现
的情况。❶ 还应建立科学合理的药品短缺报告机制。一方面可以在采
购方案中明确和约束；另一方面需要加强信息平台建设和互联互通，
医院和厂家应对库存品种的改变、使用情况等进行实时监测分析，
并及时报告。第二，对于儿科用药等研发投入不足的药品，建议建
立临床药物检测数据库等信息共享系统，降低研发费用。建立短缺
药品战略储备制度。许多欧美国家针对药品短缺建立了临时储备制
度。第三，还可以在省、市一级建立重点药品储备目录，从各个类
别（如当地生产的药品）中选择一种药物，重点监测其供应情况。

---

❶ 胡银环. 对完善我国药品供应体系的思考［J］. 中国卫生事业管理，2004（1）：
60 – 62.

第 8 章　培养健康服务新业态，
助力"健康陕西"行动

2018 年 8 月 28 日，由国家发改委等 21 个部门联合制定的《促进健康产业高质量发展行动纲要（2019—2022 年)》❶ 正式发布，为推进健康产业的更好发展，培养健康服务新业态提出了新要求、指出了新方向。在"健康陕西"建设中，推进医疗护理服务业、康复保健服务业、健康养生服务业等健康服务业的向好发展具有重要价值。陕西省以开发新模式、拓展新产业、制定保障机制为主线，积极发展健康服务业新业态。特别是通过提升、普及健康医疗移动应用服务、推动互联网健康信息管理与健康医疗大数据应用等方式，以"互联网＋"显著提升了健康服务的智能化水平。

一、健康服务业发展的目标和任务

随着生活水平的提高，广大群众对健康服务的需求持续增长。

---

❶　关于印发《促进健康产业高质量发展行动纲要（2019—2022 年)》的通知（发改社会［2019］1427 号）。

加快发展健康服务业，是深化医改、改善民生、提升全民健康素质的必然要求，是进一步扩大内需、促进就业、转变经济发展方式的重要举措，对稳增长、调结构、促改革、惠民生，全面建成小康社会具有重要意义。《促进健康产业高质量发展行动纲要（2019—2022年）》明确提出，大力发展健康产业，是实施健康中国战略、维护和保障人民群众健康的一项重要任务，既是改善民生需要，也是建设现代化经济体系的需要，具有重大意义。根据《陕西省人民政府关于促进健康服务业发展的实施意见》，到 2020 年，陕西省健康服务业增加值占全省国内生产总值的比重为 4.8%，健康服务业全产业链占全省国内生产总值的比重达到 10%，基本建立覆盖全生命周期、内涵丰富、结构合理的健康服务业体系。完成一批重点项目建设、打造一批健康产业集群、形成一批规模企业和知名品牌，使健康服务业成为推动陕西经济社会发展的重要力量。

（一）医疗护理服务业

一是要加快形成多元办医格局。陕西省卫生健康委主导，制定科学合理的区域卫生规划和医疗机构设置规划，坚持公立医疗机构提供基本医疗服务的主导地位。鼓励企业、慈善机构、基金会、商业保险机构等以出资新建、参与改制、托管、公办民营等多种形式投资医疗服务业，到 2020 年，非公立医疗机构床位数和服务量（诊疗人次、入院人次）均达到总量的 30%。下放社会资本举办医疗机构的审批权限，将 800 张床位以下的综合医疗机构、300 张床位以下的专科医疗机构设置审批权限下放到陕西省设区市及以下卫生行政主管部门。对非公立医疗机构在行业准入、监督管理、重点专科建设、职称评定、学术地位、等级评审、技术准入等方面执行与公立医疗机构同等对待的政策。

二是要优化医疗服务资源配置。引导非公立医疗机构向高水平、规模化的方向发展，鼓励发展专业性医院管理集团。三级以上医疗机构检验对所有医疗机构开放，推动医疗机构间检查结果互认。倡导三级医院与二级医院以及社区卫生服务机构组成区域性医疗卫生联合体，在有条件的地区发展医疗集团，推进县镇、镇村医疗服务一体化，形成优质医疗资源合理流动的长效机制，打造集预防、治疗、康复、保健等于一体的医疗卫生服务链。❶

（二）康复保健服务业

一是要加强基层中医医疗服务体系建设，鼓励各级各类医疗机构广泛开展中医药医疗保健服务。到 2020 年，使 80% 的县级中医医院达到二级甲等水平，所有社区卫生服务机构、乡镇卫生院和 75% 的村卫生室具备中医药服务能力，二级以上中医医院设立康复科和治未病科。制定政策鼓励有资质的中医从业人员特别是名老中医兴办中医诊所或在养生保健机构提供保健咨询、调理等服务。鼓励零售药店提供中医坐堂诊疗服务。鼓励社会力量投资兴办中医医疗、预防、保健和中医康复服务机构。宣传普及中医药养生保健知识，开发推广科学有效的中医药养生、保健服务和产品。加强中药材种植标准和提取物标准体系建设。

二是要大力发展中医养生保健服务。鼓励社会力量、社会资本利用大秦岭、陕南地区的中药资源、自然资源及省内丰富的温泉资源，举办规范的中医养生保健机构，建设特色突出的中医养生保健场所，培育一批技术成熟、信誉良好的知名中医养生保健服务集团或连锁机构。由陕西省中医药管理局牵头，加快制定中医养生保健服务类规范和标准，丰富中医健康体检服务，形成针对不同健康状态人群的中医健康干预方案或指南，推广太极拳、健身气功、导引等中医传统运动，开展药膳食疗。积极利用新媒体传播中医养生保

---

❶《陕西省人民政府关于促进健康服务业发展的实施意见》（陕政发〔2014〕36 号）。

健知识，引导群众自觉培养健康生活习惯和精神追求。将中医药优势与健康管理有机结合，以慢病管理为重点，以治未病理念为核心，探索中医健康风险评估、风险干预等多元化、多层次的中医药健康管理服务包。鼓励保险公司开发中医药养生保健、治未病保险，以及各类医疗保险、疾病保险、护理保险和失能收入损失保险等商业保险产品，探索融健康文化、健康管理、健康保险为一体的中医健康保障模式。❶

（三）健康养生服务业

一是要着力推动医养融合发展。加强医疗卫生服务对养老服务机构的支撑作用，由陕西省卫生健康委牵头，省民政厅辅助，建立健全医疗机构与养老机构之间的业务协作机制，鼓励开通养老机构与医疗机构的预约就诊"绿色通道"，协同做好老年人慢性病管理和康复护理。鼓励各类养老机构内设医务室（医务所），开展小病、常见病的诊疗、康复等基本医疗保健服务。鼓励二级以上医院设立老年医学科，广泛开展预约和回访服务，建立老年患者优先制度。整合闲置医疗资源向老年病医院、老年护理院、老年康复医院转型。到2020 年，基本建立符合陕西省实际的医养结合体制机制和政策法规体系，医疗卫生和养老服务资源实现有序共享，基本形成覆盖城乡、规模适宜、功能合理、综合连续的医养结合服务网络。所有医疗机构开设为老年人提供挂号、就医等便利服务的"绿色通道"，二级以上医疗机构开设老年病门诊，所有养老机构能够以不同形式为入住的老年人提供医疗卫生服务，基本适应老年人健康养老服务需求。❷

---

❶ 《陕西省人民政府办公厅关于促进中医药健康服务发展的实施意见》（陕政办发〔2015〕93 号）。

❷ 《陕西省人民政府办公厅关于推进医疗卫生与养老服务相结合实施意见》（陕政办发〔2016〕63 号）。

二是要发展社区健康养老服务。鼓励社区卫生服务中心、乡镇卫生院积极开展老年慢性病管理、康复、健康教育和咨询、医疗保健，开展医疗护理服务模式试点，将医疗机构护理服务延伸至居民家庭。鼓励发展日间照料、全托、半托等多种形式的老年人照料服务，做好上门巡诊等健康延伸服务。到 2020 年，社区（村）卫生服务机构全面建立家庭医生签约服务制度，为老年人提供医疗服务的能力明显提升，65 岁以上老年人健康管理率达到 95% 以上。

《促进健康产业高质量发展行动纲要（2019—2022 年）》指出，到 2022 年，基本形成内涵丰富、结构合理的健康产业体系，优质医疗健康资源覆盖范围进一步扩大，健康产业融合度和协同性进一步增强，健康产业科技竞争力进一步提升，人才数量和质量达到更高水平，形成若干有较强影响力的健康产业集群，为健康产业成为重要的国民经济支柱性产业奠定坚实基础。健康产业发展价值重大、任重道远，明晰健康服务业发展目标和任务，对于推进发展健康服务业的各项工作都具有重要的指导意义。

二、积极发展健康服务业新业态

当前，中国的健康服务业呈现出新的发展趋势，政策更完善，服务更系统，业态更成熟，模式更创新，产品更智能，技术更精准。与此同时，中国健康服务业也呈现出新的业态：健康管理（体检）信息标准化，商业健康险生态化、专业化和智能化，医疗/健康旅游持续升温，智慧健康养老受青睐。《"健康中国 2030"规划纲要》中提出："积极促进健康与养老、旅游、互联网、健身休闲、食品融合，催生健康新产业、新业态、新模式。"2019 年 2 月，国家发改委印发《城企联动普惠养老专项行动实施方案（试行）》，通过"城市政府通过提供土地、规划、融资、财税、医养结合、人才等全方位的政策支持包，企业提供普惠性养老服务包，向社会公开，接受监督。城市政府和企业双方签订合作协议，约定普惠性服务内容及随CPI等因素动态调整价格机制，扩大养老服务有效供给，满足社会多层次、多样化需求，增强人民群众获得感、幸福感和安全感。"为积极发展健康服务业新业态，需要我们积极探索健康服务业发展新对策，完善体系、协同发展，鼓励创新、支持探索，搭建平台、共享共建，转化成果、注重实效，制定标准、规范服务，共同为陕西省健康服务业发展书写新的篇章。

（一）开发新模式

一是要立足社区医疗保健，构建健康管理基础。第一，向全社会宣传和普及预防保健的重要性，让健康管理成为社会广泛接受的生活理念，构建健康管理行业发展的基础。第二，以社区为单位，开展常见病预防诊断、健康教育等健康管理活动，让社区成为现代健康生活方式的主要阵地。第三，以陕西省"全民健康计划"和"健康中国战略为依托，与城乡医疗保健体系建设相结合，加大对于社区医疗健康系统建设的投资力度，针对社区居民进行常见病、慢性病、传染病等跟踪预防治疗，提升社区健康管理水平"❶。

二是要推动医养结合新模式，大力发展中医药健康服务。第一，提升中医药服务能力，强化中医药防治优势病种研究。大力发展中医非药物疗法，使其在常见病、多发病和慢性病防治中发挥独特作用；健全覆盖城乡的中医医疗保健服务体系。第二，发展中医养生保健治未病服务，将中医药优势与健康管理相结合。鼓励社会资本提供多样化、多层次的中医医疗保健服务，稳步提高中医药基本医疗服务能力，在满足基本医疗需求的基础上，重点发展中医预防保

---

❶　刘艳飞. 健康管理服务业发展模式研究［D］. 上海：上海社会科学院，2016.

健服务、中医健康养生服务、中医药服务贸易、中医药健康养老、中医药旅游、中医药文化产业等，利用中医药保健服务业发展带动周边产业发展。第三，推进中医药继承创新，优先开发中医药健康养生产品，培养中医健康养生专门人才，规范发展中医药健康养生机构，做好中医药文化传播，打造一批知名品牌，形成中医药产业集群。❶

三是要推动"互联网＋医疗健康"发展，利用大数据服务"健康陕西"战略。第一，推进"互联网＋"医疗服务。允许依托医疗机构发展互联网医院，允许医师在掌握患者病历资料后，在线开具部分常见病、慢性病处方，支持医疗机构、符合条件的第三方机构搭建互联网信息平台，为群众提供安全可靠的健康咨询服务；大力支持医疗卫生机构联合互联网企业，加强陕西省远程医疗服务网络体系建设，推进"基层检查、上级诊断"，加快实现医疗资源上下贯通、业务高效协同，便捷开展预约诊疗、双向转诊、远程会诊、远程影像等服务。第二，开展"互联网＋"公共卫生服务。强化基本公共卫生服务绩效考核信息化管理，加强卫生监督、妇幼保健、慢性病、预防接种和精神卫生等公共卫生信息体系精细化、规范化管理；鼓励医疗卫生机构与互联网企业合作，强化区域全民健康信息资源整合，开展大数据分析挖掘，加强对各类传染病、慢性病、肿瘤、心脑血管等疾病的智能监测和精准预测。第三，创新"互联网＋""家庭医生"签约服务。创新"互联网＋"健康管理服务，鼓励开展网上签约服务，开展网约护理、网约家庭医生、网约家庭药师等服务，为居民在线提供健康咨询、慢性病随访、延伸处方、健康管理等服务。第四，完善"互联网＋"药品供应保障服务。完善省级药械集中采购平台，推动"互联网＋"药品供应保障服务，

❶ 刘运玲，张艳令，卢敏．医养结合背景下中医药健康服务新模式的研究与探索[J]．现代养生，2016（3）：165．

鼓励条件成熟的公立医疗机构推广"智慧药房"，将处方系统与药房配药系统衔接，为患者提供"一站式"药事服务。第五，推进"互联网＋"医疗保障结算服务。加快医疗保障信息系统对接，实现医疗保障信息与相关部门信息互联共享，拓展在线支付功能，完善"一站式"结算；继续扩大联网定点医疗机构范围，逐步将更多基层医疗机构纳入异地就医直接结算。

（二）拓展新产业

一是要积极培育健康服务业相关支撑产业。第一，进一步拓展医药企业产业链，培育和壮大陕西省医药骨干企业和知名品牌数量。加强与国内外著名科研院所合作，发挥科技和资源优势，开展创新药物、医疗器械、新型生物医药材料、康复保健产品等研发和产业化；利用中药材资源优势，支持陕西优势企业扩大品种生产基地建设，做强现代中药产业。第二，规范保健用品注册管理，引导、鼓励和支持企业研发高科技含量的新型产品。推动医药科技成果转让，发展医疗器械、药品、保健用品、健身器材等市场营销业，扩大陕西产品在全国市场占有率；促进药品零售业发展。第三，大力发展第三方服务。引导发展专业的医学检验、医学影像、病理报告、健康产品检测以及食品药品检测等专业机构；支持开展第三方的医疗服务评价、健康管理服务评价，以及健康市场调查、咨询；鼓励高校、研究院所及大型企业联合搭建健康产业技术开发平台，建立健康产品孵化基地。

二是要利用城企联动推动康养产业。第一，加强养老服务联合体制机制建设。以专业化养老服务机构为核心，与养老服务骨干网组成"1＋N"联合体，推行居家、社区和机构养老融合发展，强化技术指导、人员培训和对接转介，提升区域内养老服务整体水平。第二，加强医养结合服务合作机制建设。引导专业化医疗资源与养老服务的对接，强化老年疾病预防、诊治、康复和护理体系建设，建立稳定高效的转介机制和健康支持体系，为区域老年人提供优质医养结合服务。第三，加强老年人产品应用推广。鼓励有条件的城市开展康复辅助器具、人工智能养老产品的研发、生产、适配和租赁服务；持续推动智慧健康与养老产业发展，加强人工智能、物联网、云计算、大数据等新一代信息技术和智能硬件产品在养老服务领域的深度应用。第四，加强老年人文化体育、老年餐桌等生活设施建设和社区居家基础设施适老化改造。❶

（三）制定和健全保障机制

一是要放宽市场准入，加强服务业规划布局合理性。按照"非禁即入"原则，向各类社会资本开放健康服务业领域；规范陕西省医疗机构设立的基本标准、审批程序和审批时限，简化医疗机构的立项、开办、执业资格、医保定点等审批手续并向社会公开；规范营利性服务机构的市场准入标准。合理规划健康服务业用地在总体布局中的占比，扩大对健康服务业的用地供给；新建居住区和社区要按相关规定在公共服务设施中保障医疗卫生、文化体育、社区服务等健康服务业相关设施的配套用地；创新农村健康服务项目建设用地使用模式。

二是要落实财税价格政策，鼓励向健康服务业投资融资。建立健全政府购买社会服务机制，逐步增加政府购买健康服务类公共产品的类别和数量；对符合条件、提供基本医疗卫生服务的非公立医疗机构和优质高新技术医药企业实行财政支持和税收优惠政策；对非营利性医疗机构建设免予征收有关行政事业性收费，对营利性医疗机构建设减半征收有关行政事业性收费。以陕西省政府引导、推

---

❶《陕西省人民政府办公厅关于促进"互联网＋医疗健康"发展的实施意见》（陕政办发〔2019〕3号）。

动设立以省属投融资平台为主导，吸引社会资本共同发起设立陕西省健康服务业发展基金；利用服务业发展引导资金支持健康服务业发展，鼓励各类创业投资机构和融资担保机构对健康服务领域创新型业态和小微企业提供融资服务；充分利用区域股权交易市场等平台，探索健康服务资源产权交易，促进机构兼并重组和行业优化发展。

三是要完善健康服务法规标准和监管，大力推进健康服务业监督机制。推动制定、修订促进健康服务业发展的相关地方性法规和政府规章。健全服务标准体系，强化标准的实施；广泛推行服务承诺、服务公约、服务规范等制度。完善监督机制，推行属地化管理，依法规范健康服务机构从业行为，保证其设施、设备、人员、技术等符合相关要求，严肃查处违法经营行为；加强诚信体系建设，建立健全不良执业记录制度、失信惩戒以及强制退出机制。

四是要健全人力资源保障机制，大力实施医药卫生领域人才项目。制定医师多点执业管理办法，推动医疗卫生专业技术人员在公立和非公立医疗机构间双向流动；建立健全健康服务业从业人员继续教育制度；加强专业健康服务人才培养，支持省内高校和中等职业学校开设与健康服务业相关的学科专业，规范健康服务业从业人员资质审核机制。

三、以智能互联提升健康管理水平

《促进健康产业高质量发展行动纲要（2019—2022 年）》提出要鼓励创新、科技支撑。将创新驱动作为健康产业发展的重要战略基点，加快关键技术和创新产品研发应用，提高健康产业科技竞争力；并且将"'互联网＋医疗健康'提升工程"作为十大重点工程之一，全面推进健康医疗大数据运用，建设全民健康信息平台，实现信息技术的有效运用。

（一）完善及推广智能穿戴、健康医疗移动应用服务

一是要大力发展智慧健康医疗便民惠民服务。第一，实施智慧医疗便民惠民工程，鼓励社会力量参与，整合线上线下资源，规范医疗物联网和健康医疗应用程序（App）管理。第二，加快智能穿戴与健康数据分析应用优势互补。推进政府部门数据公开及社会化开发利用，探索推进可穿戴设备、智能健康电子产品、健康医疗移动应用等产生的数据资源规范接入人口健康信息平台；有效整合全员人口、电子健康档案和电子病历信息，促进居民个人电子健康信息动态、实时、连续更新。第三，以"家庭医生"签约服务为基础，探索居民健康卡、社会保障卡等应用集成，激活居民电子健康档案应用，推动覆盖全生命周期的预防、治疗、康复和健康管理一体化电子健康服务。

二是要全面建立远程医疗应用体系。第一，积极引导三级医院利用自身优质医疗资源，面向中小城市和农村边远地区基层医疗机构提供远程会诊、移动会诊、远程病理诊断、远程影像诊断、远程心电诊断、远程查房等服务，健全检查检验结果互认共享、业务协调机制。第二，推进大医院与基层医疗卫生机构、全科医生与专科医生的数据资源共享和业务协同，建设基于互联网、大数据技术的分级诊疗信息系统。第三，延伸放大医疗卫生机构服务能力，有针对性地促进"重心下移、资源下沉"，引导医疗健康服务资源流向基层。逐步完善陕西省远程医疗服务平台，创新医联体建设模式，提升远程医疗健康服务能力。

（二）利用互联网提升健康信息的管理水平

一是要加快建设统一权威、功能完善、互联互通的人口健康信

息平台。第一，实施全民健康保障信息化工程。按照安全优先、保护隐私的原则，依托全省电子政务平台，拓展完善现有设施资源，全面建成互联互通的省、市、县三级人口健康信息平台。第二，逐步完善健康数据管理模式。强化公共卫生、计划生育、医疗服务、残疾人康复、医疗保障、药品供应、综合管理等业务系统数据采集、集成共享和业务协同；创新管理模式，推动生育登记网上办理。第三，建立有效管理机制，实现人口健康信息共享。构建覆盖全省分级、分类、分区域的"健康云"，逐步完善相关内容；消除数据壁垒，贯通部门、区域、行业之间的数据共享通道，探索社会化健康医疗数据信息互通机制，实现健康医疗大数据在平台集聚、业务事项在平台办理、政府决策依托平台支撑。

二是要有序推动健康医疗信息资源大数据开放和共享。第一，鼓励各类医疗卫生机构推进健康医疗大数据采集、存储，加强应用支撑和运维技术保障，打通数据资源共享通道。第二，加快建设和完善以居民电子健康档案、残疾人康复档案、电子病历、电子处方等为核心的基础数据库。多部门、跨部门建立密切配合、统一归口的健康医疗大数据共享机制；依托秦云工程建设大数据交换共享平台，实现"健康云"与其他行业云的数据交换共享。第三，加快建立全省健康医疗数据资源目录体系，制定分类、分级、分域健康医疗大数据开放应用政策规范，稳步推动健康医疗大数据开放。

（三）全面推动健康医疗大数据应用

一是要推进卫生健康行业管理大数据应用。第一，加强深化医药卫生体制和卫生健康政策评估监测，强化居民健康状况等重要数据精准统计评价，支撑健康陕西建设规划和决策。第二，综合运用健康医疗大数据资源和信息技术手段，健全医院评价体系，推动深化公立医院改革，完善现代医院管理制度，优化医疗卫生资源布局。

第三，加强医疗机构监管，建立健全医疗、药品、耗材收入构成监测制度，协同医疗服务价格、医保支付、药品招标采购、药品使用等业务信息，助推医疗、医保、医药联动改革。

二是要推进健康医疗临床和科研大数据应用。第一，大力实施健康医疗大数据应用发展工程。依托现有资源开展西安市、咸阳市健康医疗大数据中心与产业园建设，创建一批心脑血管、肿瘤、中医、老年病、传染病和儿科等临床医学数据中心，立足优势专科建立国家级区域临床医学数据示范中心。第二，集成基因组学、蛋白质组学等国家医学大数据资源，加快构建临床决策支持系统。推进基因芯片与测序技术在遗传性疾病诊断、癌症早期诊断和疾病预防检测方面的应用，加强人口基因信息安全管理，推动精准医疗技术发展。第三，推动建设陕西省健康医疗数据应用研究中心和陕西省中医药数据应用研究中心。建立药物副作用预测、创新药物研发数据融合共享机制。第四，提升医学科研及应用效能，推动智慧医疗发展。充分利用基因检测数据和陕西省丰富的中医药、生物资源优势，积极吸引相关研究机构和企业到陕西省落户，助推全省生物医药产业发展。❶

三是要推进公共卫生大数据应用。第一，实施基础信息化能力提升工程。加强公共卫生业务信息系统建设，重点完善计划免疫、网络直报、网络化急救、职业病防控、口岸公共卫生风险监测预警决策等信息系统建设，全面提升公共卫生监测评估和决策管理能力。第二，整合社会网络公共信息资源。完善疾病敏感信息预警机制，及时掌握和动态分析全人群疾病发生趋势及传染病疫情信息等公共卫生风险，提高全省突发公共卫生事件预警与应急响应能力；整合环境卫生、饮用水、健康危害因素、口岸病媒生物和核生化等多方

❶《陕西省促进和规范健康医疗大数据应用发展实施方案》（陕政办发〔2017〕109号）。

监测数据，有效评价影响健康的社会因素；开展重点传染病、职业病、口岸输入性传染病和病媒生物监测，整合传染病、职业病多源监测数据，建立实验室病原检测结果快速识别网络体系，有效预防控制重大疾病。第三，推动疾病危险因素监测评估和妇幼保健、老年保健等智能应用，普及健康生活方式。

四是要培育健康医疗大数据应用新业态。主要着力点有：第一，积极发展互联网健康服务业，催生健康智慧产业新业态。鼓励社会力量创新发展健康医疗业务，促进健康医疗业务与大数据技术深度融合，加快构建健康医疗大数据产业链，不断推进健康医疗与健身、养生、养老、康复、家政等服务业协同发展。第二，大力支持全民健身互联网公共服务平台建设。将国民体质测试数据融合到健康医疗大数据中，为健康医疗业务提供全方位数据支撑。第三，发展居家健康信息服务。规范网上药店和医药物流第三方配送等服务，推动中医药养生、健康养老、健康管理、健康咨询、健康文化、体育健身、健康医疗旅游、健康环境、健康饮食等产业发展。

第 9 章　健康治理之道：将健康融入所有政策

　　推进卫生健康事业的持续良性发展，就要推进从健康管理向健康治理的转变，准确理解健康治理内涵，并通过多主体间深度合作、动员群众广泛参与、着眼健康长效机制建立等方式和路径实现健康治理能力与健康治理水平的有效提升。将健康融入所有政策是实现健康治理的必由之路，推进并深化将健康融入所有政策的实践，构建国民健康政策体系是卫生健康事业不断前进的重要支撑。在中国特色社会主义进入新时代，为实现"两个一百年"伟大目标而努力奋斗的时代背景下，深入推进"健康陕西"建设，具有巨大的价值。

一、健康改善离不开良好的治理

　　实现从健康管理向健康治理的转变，推进健康治理能力与健康治理水平现代化，是推进健康卫生事业发展的核心路径。

（一）何谓"健康治理"

健康治理是基于共享价值、协商统筹、共同参与、伙伴关系、公共网络、公众导向为特点，以健康为中心的政府与社会协同合作的治理理念。[1] 健康治理需要以形成关注健康、实现健康、守护健康的共同价值理念为基础；在组织安排方面，政府内部通过跨部门的统筹合作，以政府整体行动推进健康目标的实现，在政府跨部门协作治理的基础上，鼓励、动员各类社会力量、广大社会成员共同参与其中；在治理环节方面，从预防到治疗，从相关政策制定、具体项目管理实施、项目评估监督的各个层次均衡推进、综合发力；在机制建设方面，着力实现稳定性、常态性、综合性、现代化、科学化、规范化的长效制度建设；从而实现"大卫生、大健康"格局的建立，实现卫生健康事业的全民共建共享。不同于"健康管理"，健康治理强调多主体的协同合作，而不是单一主体承担责任；强调广大群众的有效参与，群众自身力量要在卫生健康方面得到充分发挥；强调多个环节共同发力，而不是仅仅着眼于解决已发生的疾病问题。实现从"健康管理"向"健康治理"的有效转变，是卫生健康事业发展理念与发展方式的关键突破。

（二）健康治理是健康事业发展的核心路径

1. 以治理理念带动多主体间深度合作

推进健康治理要实现多部门协作。卫生健康事业不仅仅是卫生健康部门之责，而且应该在党和政府的领导下实现多部门的共同参与和深入合作。自 2018 年以来，陕西省建立了包括健康陕西建设工

---

[1]　刘丽杭. 国际社会健康治理的理念与实践 [J]. 中国卫生政策研究, 2015（8）: 69 – 75.

作委员、省地方病防治工作领导小组、省节能减排及应对气候变化工作领导小组、省深化医药卫生体制改革领导小组（调整）等在内的多个省部级组织，省级相关各行业部门的领导同志均加入其中，有效地推进了多部门的统筹协作。

推进健康治理要实现多层级联动。省、市、县、镇、村各级卫生健康事业工作者需要实现密切的联系与互动。通过医联体建设、紧密型医共体建设、"家庭医生"签约服务等手段为各级卫生健康从业者提供了有效的合作平台。基层卫生健康机构要更好地承担起基层首诊、日常健康教育等健康促进工作，高一级的卫生健康部门要加强对下级卫生健康机构的帮扶与指导，建立稳定常态的联动机制。

推进健康治理要实现多力量共建。要理顺卫生健康事业发展中的公私关系，在坚持党和政府的主导地位，坚持健康卫生事业公益性的基本性质的基础上，引导支持社会力量参与到卫生健康发展中来，鼓励并规范社会办医，引导社会资本投入卫生健康事业，从而更好地实现卫生健康服务的多样化，满足广大人民群众日益多元化的健康需求。

2. 以治理理念激发广大群众充分参与

推进健康治理要注重引导广大人民群众积极参与，充分发挥人民力量。始终如一的人民立场是习近平新时代中国特色社会主义思想的鲜明特质。始终坚持人民立场，也是中国共产党有别于西方资产阶级政党的的显著标志，是中国共产党屡创佳绩的成功之钥。从群众中来、到群众中去，充分尊重人民群众的权利，充分发挥人民群众的能动性，做到物尽其用、人尽其力、人尽其才，共圆中国梦。❶ 同时在卫生健康事业发展中，动员群众积极参与，有效发挥作

❶ 张国祚，秦妍. 始终坚持以人民为中心的发展观［N］. 光明日报，2018－04－27.

用,❶ 也是新中国实现人民健康的一条有效经验。推进地方病、传染病、重点慢性病防控，推进人居环境整治、公共环境整治等各类卫生健康事业都需要广大人民群众的充分参与，只有更好地发挥群众的力量，才能真正实现健康的共建共享。

同时推进健康治理也要更加关注各类边缘群体，如煤矿工人、建筑工人等。采取更多举措帮助在既往健康工作中相对忽视的边缘群体实现健康，使这些群体更有意识、更积极地保障自身健康权益，才能更好地实现社会公平，实现全民健康。

3. 以治理理念加强各事业间的普遍联系

坚持健康治理的理念，就要加强医疗事业和其他与健康有关的事业之间的联系，如推进医疗与养老事业间的结合，医疗与教育事业间的结合、医疗与体育健身事业间的结合，从而推动卫生健康事业的整体性发展，实现"以治病为中心"向"以健康为中心"的转变。陕西省出台《关于制定和实施老年人照顾服务项目的实施意见》（陕政办发〔2018〕8 号）等政策，有效地加强了与各健康事业的联系。

大力支持培育新兴事业。随着人民生活水平的提高，人民在卫生健康方面的需求不断多元也不断深入。这就需要将社会工作等其他事业的理念与工作方法引入健康服务之中，培育新兴健康事业的发展，如推进医疗社会工作、安宁护理的发展，通过这些新兴事业的健康成长，更好地满足人民群众在各方面、各环节的多元需求。

形成大卫生、大健康格局。在全国卫生与健康大会上，时任国务院副总理刘延东指出，要"树立'大健康'理念，深化改革，强化保障，推动医疗、医保、医药"三医"联动，健康事业与健康产

---

❶ 曹普. 新中国农村合作医疗史［M］. 福州：福建人民出版社，2014.

业有机衔接，全民健身和全民健康深度融合，使健康政策融入全局、健康服务贯穿全程、健康福祉惠及全民"。提升卫生健康事业与养老、教育、体育等事业的普遍联系，培育各类有利于健康的新兴事业，最终就是要形成"大卫生、大健康"的格局，通过各行各业的普遍合作实现卫生健康工作的前进。

4. 以治理理念实现全环节的共同发力

坚持健康治理理念，就要实现健康教育、疾病预防、疾病治疗等各个环节的协同发力。特别是要着力关口前移，坚持"预防为本"，推进健康促进行动和环境保护行动的有效开展，塑造健康生活，守护健康环境。自 2018 年以来，陕西省着力推进疾病预防控制"八大行动"，开展地方病、重点传染病的专项防治行动；下大决心、花大力气打响蓝天保卫战、碧水保卫战、净土保卫战、青山保卫战"四大战役"，明确每年工作方案，细化考核监督指标，全力推进健康促进工作和环境保护工作的开展，抵御危害人民群众健康的各类风险。

实现全环节的共同发力，还需要依托信息技术的广泛普遍运用来创造更好条件，将信息技术贯穿卫生健康的全部环节。自 2017 年以来，陕西省先后出台《陕西省人民政府办公厅关于印发促进和规范健康医疗大数据应用发展实施方案的通知》（陕政办发〔2017〕109 号）、《陕西省人民政府办公厅关于促进"互联网＋医疗健康"发展的实施意见》（陕政办发〔2019〕3 号），大力推进"智慧医疗"建设，实现卫生健康工作提质增效。

5. 以治理理念激发健康事业奋斗精神

坚持健康治理理念，就要激发起卫生健康事业从业者的荣誉感、责任感和使命感，激发健康事业的奋斗精神。这一方面，需要完善卫生健康工作的监督考核；另一方面，需要推进卫生健康事业的激励宣传。2019 年，陕西省出台《陕西省人民政府办公厅关于印发改革完善医疗卫生行业综合监管制度实施方案的通知》（陕政办发〔2019〕4 号、陕规〔2019〕3 号）着力推进医疗卫生行业监管转职能、转方式、转作风，提高监管能力和水平，创新监管机制，落实全过程、全要素监管。同时卫生健康的宣传激励工作也在提升，2016 年以来，陕西省多个市、区、县都进行了"最美医务工作者""地方名医"的评选工作，对业务精湛、勤于奉献、患者满意度高的卫生健康工作者进行评选表彰、宣传奖励。在卫生健康从业者中逐渐形成"赶、学、比、超"的良好氛围，医生的使命感和荣誉感均得到显著提升；同时医患关系也得到改善，医生的崇高形象在群众心中进一步建立。

6. 以治理理念推动长效制度有效建立

实现有效的健康治理，就要建立长效机制。通过深化医药卫生体制改革，全面建立中国特色基本医疗卫生制度。更加注重改革的整体性、系统性和协调性，以建机制为重点，加快五项基本医疗卫生制度建设，努力用"中国办法"破解"医改"这一世界性难题。一是全面建立分级诊疗制度，优化医疗资源结构和布局，明确各级各类医疗卫生机构的功能定位，搭建形成"基层首诊、双向转诊、急慢分治、上下联动"的分级诊疗制度框架。二是健全现代医院管理制度，建立"权责清晰、管理科学、治理完善、运行高效、监督有力"的现代医院管理体系。三是健全全民医疗保障制度。完善医保筹资和待遇调整机制，实施好城乡居民基本医保"六统一"政策，完善统一的城乡居民基本医疗保险制度和大病保险制度，加强制度间衔接。落实商业保险机构承办大病保险，支持其参与基本医保经办服务。四是健全药品供应保障制度。完善并落实药品生产、流通、使用各环节政策，健全短缺药品供应保障机制。完善药品、耗材集中采购机制，完善基本药物制度。五是建立健全综合监管制度。构建集中、专业、高效的监管体系，实现全行业、全环节的覆盖。健全行业法规标准体系，强化医务人员依法执业、患者依法就医、医患纠纷依法处理，坚决打击涉医违法犯罪活动，形成全社会尊医重卫的氛围。❶ 通过长效机制的有效建立，切实提升卫生健康事业发展的规范性和可持续性。

二、将健康融入所有政策的探索

将健康融入所有政策是实现健康治理的必由之路，实现健康治理水平与健康治理能力的现代化，必须要做到将健康融入所有政策。

（一）什么是"将健康融入所有政策"

"将健康融入所有政策"孕育于 20 世纪 70 年代，并于 2013 年正式提出，它是国际上推进卫生健康事业发展的一个重要理念，也是"健康中国"建设的重要组成部分。

1. "将健康融入所有政策"的提出

（1）国际

"将健康融入所有政策"的思想最早源于世界卫生组织于 1978 年提出的《阿拉木图宣言》（以下简称《宣言》）。该《宣言》指出，健康是世界范围内重要的社会目标，这个目标的实现不仅需要卫生部门的努力，而且需要其他社会、经济部门参与。1986 年，第一届全球健康促进大会通过的《渥太华宪章》提出建立健康的公共政策，

---

❶ 李斌. 实施健康中国战略 ［N］，人民日报，2018 - 01 - 12.

它把健康问题提到了各个部门、各级领导的议事日程上，使他们了解决策对健康后果的影响并承担健康责任。1997 年，WHO 在关于健康跨部门行动会议上极力主张卫生部门要和其他部门形成工作上的合作关系。2005 年，WHO 社会决定因素委员会在教育、工业、税收和福利工作中推荐使用健康促进政策，即非卫生部门也要将健康纳入工作考虑范畴。2011 年的健康社会决定因素《里约政治宣言》和联合国关于非传染性疾病防控的决议对"将健康融入所有政策"的方法在实践中予以进一步强化。2013 年 6 月的《赫尔辛基宣言》正式提出了"将健康融入所有政策"，并认为"将健康融入所有政策"是实现联合国千年发展目标的组成部分，各个国家在起草 2015 年之后的发展计划时应该对其进行重点考虑。❶

（2）中国

在 2016 年 8 月 19—20 日在北京召开的全国卫生与健康大会上，习近平总书记明确指出，在推进健康中国建设的过程中，我们要坚持中国特色卫生与健康发展道路，把握好一些重大问题。要坚持正确的卫生与健康工作方针，以基层为重点，以改革创新为动力，预防为主，中西医并重，将健康融入所有政策，人民共建共享。❷ 在 2016 年 10 月 25 日发布实施的《"健康中国 2030"规划纲要》的指导思想中明确提出，"以普及健康生活、优化健康服务、完善健康保障、建设健康环境、发展健康产业为重点，把健康融入所有政策，加快转变健康领域发展方式，全方位、全周期维护和保障人民健

---

❶ 胡琳琳. 将健康融入所有政策：理念、国际经验与启示［J］. 行政管理改革，2017（3）：64 – 67.

袁雁飞，王林，夏宏伟，等. 将健康融入所有政策理论与国际经验［J］. 中国健康教育，2015，31（1）：56 – 59.

Word Health Organization. The Rio political declaration on social determinants of health ［M］. Riode Janeiro：WHO，2011.

❷ 把人民健康放在优先发展战略地位努力全方位全周期保障人民健康［N］. 人民日报，2016 – 08 – 21.

康"，并且把"将健康融入所有政策"作为深化体制机制改革，健全支撑与保障的重要途径。

2. "将健康融入所有政策"的内涵与必要性

（1）内涵

第八届国际健康促进大会把"将健康融入所有政策"定义为：以改善人群健康和健康公平为目标的公共政策制定方法，它系统地考虑这些公共政策可能带来的健康后果，寻求部门间协作，避免政策对健康造成不利影响。❶《"健康中国2030"规划纲要》"把健康融入所有政策"明确为加强各部门、各行业的沟通协作，形成促进健康的合力。全面建立健康影响评价评估制度，系统评估各项经济社会发展规划和政策、重大工程项目对健康的影响，健全监督机制。畅通公众参与渠道，加强社会监督。❷

"将健康融入所有政策"强调在所有公共政策制定的过程中，都要加入健康元素的考量，要以有利于广大群众健康的普遍实现为目标；并在政策制定之后的实施、评估等各个环节，均要考虑并防范其可能对健康所造成的影响。同时，"将健康融入所有政策"需要通过跨部门、跨主体的协同，通过卫生健康部门和其他制定公共政策的各个部门间的有效协同和深入合作，广大人民群众的有效参与，共同采取行动，共同解决问题，共同承担守护卫生健康的责任。

（2）必要性

"将健康融入所有政策"是非常必要的。健康的含义是多元的，不仅指身体不得病，还包含精神、心理、社会、环境、道德等方面

---

❶ "将健康融入所有政策"是2013年6月世界卫生组织举办的第八届国际健康促进大会的主题。这是大会发表的《赫尔辛基宣言》中对"将健康融入所有政策"的定义。
❷ 中共中央国务院印发《"健康中国2030"规划纲要》[EB/OL]. http://www.xinhuanet.com//politics/2016 - 10/25/c_1119785867_6.htm, 2016 - 10 - 25.

的完全健康。而影响健康的因素也是复杂的，交通、农业、教育、就业等部门的政策都会对健康产生深刻的影响，生产生活中各个方面的行为也都会影响到居民的身体健康。健康的有效实现也不能仅仅是卫生健康部门的责任，不能仅仅依靠专门针对卫生健康问题的专项政策。要解决健康问题，需要各个部门都来制定有利于健康的政策。习近平总书记多次强调，要加强顶层设计和整体谋划，加强各项改革关联性、系统性、可行性研究。❶ 而这一要求体现在卫生健康领域，就是要推进"将健康融入所有政策"的设计与实践，实现多部门、多主体整合政策，协同治理，共担责任。

（二）"将健康融入所有政策"的陕西实践与深化

"将健康融入所有政策"是实现健康治理的关键路径，是建设"健康中国"的必由之路。陕西省在推进"健康陕西"建设的进程中，深入开展"将健康融入所有政策"的探索与实践，采取多样做法，让"将健康融入所有政策"取得了实质性进展，对"健康陕西"建设产生了深远的积极作用。

1. 加强统筹协作，实现跨部门协调

"将健康融入所有政策"需要实现跨部门的统筹协作，需要有整体的领导、组织、协调机构。根据《陕西省人民政府关于成立健康陕西建设工作委员会的通知》（陕政字〔2018〕37 号），陕西省成立了健康陕西建设工作委员会，由省长刘国中担任主任，常务副省长梁桂担任副主任，省发展改革委、省科技厅、省工业和信息化厅、省民政厅、省司法厅、省环境保护厅、省农业厅、省卫生健康委、省旅游发展委、省体育局、省安全监管局、团省委、省妇联、省残

---

❶ 杨金侠. 把健康融入所有政策中［N］. 人民日报. 2016 - 11 - 03.

联等 30 余省级部委、群团组织领导同志均为工作委员会成员。❶ 这是全国范围内首个省部级"将健康融入所有政策"的政府组织机构。通过成立"健康陕西建设工作委员会"，能够有效推进"健康陕西"建设的组织协调工作，制定"健康陕西"建设监测及考核办法，从而进一步形成政府牵头、部门配合、社会和群众参与的工作机制，为进一步实现跨部门深度统筹协作打好基础，为切实把"将健康融入所有政策"落到实处创造条件。

2. 出台全局性健康促进政策

"将健康融入所有政策"，从整体上推进地区卫生健康事业发展。2018 年以来，陕西省从推进健康治理增效的角度出发，出台了很多全局性的健康促进与卫生健康事业提升政策。如《陕西省人民政府关于印发"十三五"全省老龄事业发展和养老体系建设规划的通知》（陕政发〔2017〕46 号）、《陕西省人民政府办公厅关于印发省国民营养计划（2017—2030 年）实施方案的通知》（陕政办发〔2018〕15 号）、《陕西省贫困地区健康促进三年攻坚行动方案》（陕卫宣传发〔2018〕145 号）等。在这类全局性的健康促进政策和卫生健康事业提升政策中，对于所涉及各个方面的要求与规划均进行了较为明确的规定，对于所涉及的各个层面以及各个主体的要求也均给出规范意见。这类全局性政策对于其他各类涉及或影响公众健康的专项政策的制定出台和实施均形成了指导和约束作用，有利于提升其他各类政策在制定和实施过程中对于健康的考量。

3. 提升各类政策中的健康元素

为进一步推进"将健康融入所有政策"，陕西省在整体经济社会

---

❶ 《陕西省人民政府关于成立健康陕西建设工作委员会的通知》（陕政字〔2018〕37 号）。

发展方案与各类针对某一专项领域的公共政策的制定中开始尝试加入更多对健康因素的考量。如《陕西省人民政府关于印发省"十三五"农村经济社会发展规划的通知》（陕政发〔2017〕12 号）中对健全城乡一体、衔接互补的医疗服务体系，加强乡镇卫生院、社区卫生服务中心和村卫生室标准化建设等提升农村医疗卫生服务水平的工作进行了明确规定。❶《陕西省人民政府办公厅关于印发省关中平原城市群发展规划实施方案的通知》（陕政办发〔2018〕68 号）在进行城市群规划时提出了加强卫生健康的公共服务，推进健康养老等服务业发展的要求和方案，提出了推动城市绿色发展，建立跨区域环保联防联治机制等生态环境保护措施，❷ 让城市群建设助力人民健康事业。《陕西省人民政府办公厅关于促进全域旅游发展的实施意见》（陕政办发〔2018〕32 号）中指出，要将旅游公共服务设施建设同文明城市、卫生城市、环境保护模范城市等创建活动同步推进。推进旅游风景道、城市慢行道、骑行道、健身登山步道、交通驿站等公共运动休闲设施建设。❸

进一步提升政策各环节的健康考量。《陕西省人民政府办公厅关于加快推进全省新型智慧城市建设的指导意见》（陕政办发〔2018〕47 号）提出按照全省统一标准规范，利用大数据、云计算、物联网等新一代信息技术，在社会治理、民生服务、产业发展等领域，围绕公共安全、生态环境、教育文化、医疗卫生、社会保障等方面开展一批智慧创新应用，有效提升政府治理能力和城市管理及社会服

---

❶《陕西省人民政府关于印发省"十三五"农村经济社会发展规划的通知》（陕政发〔2017〕12 号）。
❷《陕西省人民政府办公厅关于印发省关中平原城市群发展规划实施方案的通知》（陕政办发〔2018〕68 号）。
❸《陕西省人民政府办公厅关于促进全域旅游发展的实施意见》（陕政办发〔2018〕32 号）。

务水平。❶ 可以发现，陕西省在出台公共政策的过程中，已经逐步增加了对健康的考量，探索了在推进各类工作过程中为人民群众健康服务的有效方法。

4. 推进健康影响的评估评价与监督问责工作

为了让"将健康融入所有政策"进一步扎实落地，就要进一步加强各类政策与项目实施过程中的与健康相关的评估评价与监督问责工作。2017 年以来，陕西省进一步加强了这方面的工作，从而更好地守护人民群众的健康生活（见表 9-1）。

表 9-1　近年来陕西省出台的环境保护、质量监督等方面的主要政策

政　　策	发文字号
陕西省人民政府关于印发《陕西省自然保护区生态环境整治工作方案》的通知	陕政发〔2017〕39 号
陕西省人民政府关于印发"十三五"生态环境保护规划的通知	陕政发〔2017〕47 号
陕西省人民政府关于加强全面质量监管的意见	陕政发〔2017〕57 号
陕西省人民政府关于印发"十三五"节能减排综合工作方案的通知	陕政发〔2018〕13 号
陕西省人民政府关于印发铁腕治霾打赢蓝天保卫战三年行动方案（2018—2020 年）（修订版）的通知	陕政发〔2018〕29 号
陕西省人民政府陕西省人民检察院关于建立联动机制打好污染防治攻坚战的通知	陕政发〔2019〕4 号
陕西省人民政府关于印发青山保卫战行动方案的通知	陕政发〔2019〕7 号
陕西省人民政府关于印发秦岭生态环境保护行动方案的通知	陕政办发〔2018〕3 号
陕西省人民政府办公厅关于印发秦岭生态环境保护执法检查专项行动方案的通知	陕政办发〔2018〕29 号

---

❶ 《陕西省人民政府办公厅关于加快推进全省新型智慧城市建设的指导意见》（陕政办发〔2018〕47 号）。

通过这一系列政策的出台，有效地加强了各类政策与项目实施过程中与健康相关的监督控制、问责追责，扎实有力地保障了人民群众的健康生活。

陕西省"将健康融入所有政策"的实践取得了一定成效，并且有明确的推进方向，将在"健康陕西"建设中发挥越来越大的积极作用。要实现更高程度的健康治理，就要深入推进"健康融入所有公共政策"，最终有效建立国民健康政策体系。

三、新时代"健康陕西"建设的价值

2015 年 10 月 29 日，中共十八届五中全会公报（以下简称《公报》）发布，《公报》将建设"健康中国"上升为国家战略。在迈入中国特色社会主义新时代，为实现"两个一百年"伟大目标而努力奋斗的时代背景下，推进"健康陕西"建设，满足人民群众追求美好生活的愿望具有巨大价值。

（一）践行习近平新时代中国特色主义思想，助推"两个一百年"奋斗目标的实现

推进"健康陕西"建设是践行习近平总书记关于民生工作的重要论述的体现。2015 年 2 月，习近平总书记在陕西视察时提出追赶超越定位和"五个扎实"要求，为陕西发展指明了前进方向和根本路径。"五个扎实"中就有"扎实做好保障和改善民生工作"。2015 年 7 月，习近平总书记在吉林调研时强调："做好经济社会发展工作，民生是'指南针'。要全面把握发展和民生相互牵动、互为条件的关系，通过持续发展强化保障和改善民生的物质基础，通过不断保障和改善民生创造更多有效需求。"2016 年 2 月，习近平总书记在江西考察时继续强调："保障和改善民生没有终点，只有连续不断的

新起点，要采取针对性更强、覆盖面更大、作用更直接、效果更明显的举措，实实在在帮群众解难题、为群众增福祉、让群众享公平。"卫生健康事业是重大的民生工程，与人民群众的最根本利益密切相关，推进"健康陕西"建设是践行习近平总书记关于民生工作的重要论述、不断保障和改善民生的重要手段。

推进"健康陕西"建设是奋斗新时期中国特色社会主义事业、奋斗"两个一百年"伟大目标的重要支撑。习近平总书记在党的十九大报告中指出："人民健康是民族昌盛和国家富强的重要标志。"这体现了我们党对人民健康重要价值和作用的认识达到一个新的高度。推进"健康陕西"建设，增进人民健康福祉，建设与经济社会发展水平相适应的健康国家，提升人民的健康水平，这是凝心聚力建设新时期中国特色社会主义事业，实现"两个一百年"奋斗目标的重要基础，只有实现人民健康、守护人民健康，才能实现民族昌盛、国家富强的伟大梦想。

（二）践行"以人民为中心"的发展观，满足人民对美好生活的追求

建设"健康陕西"是践行"以人民为中心"发展观的重要体现。党的十八大以来，以习近平同志为核心的党中央坚持和发展马克思主义人民观，在新的发展征程中，始终坚信人民群众是决定党和国家前途命运的根本力量，始终坚持从人民群众的切身利益出发推动改革创新，始终坚持为了人民的美好生活而奋斗。"以人民为中心"的观念深入人心。推进"健康陕西"建设，守护人民群众的健康，切实体现了"以人民为中心"的发展观，用发展实现人民的健康生活，用发展实现人民利益。

建设"健康陕西"有助于满足人民对于美好生活的追求，提振人民追求美好生活的能力与信心。随着人民生活水平从小康向富裕

过渡，以及人民健康意识的增强，人们更加追求生活质量、关注健康安全，不仅要求看得上病、看得好病，而且更希望不得病、少得病，看病更舒心、服务更体贴，这必然带来层次更高、覆盖范围更广的全民健康需求。实施"健康中国"战略，可以更加精准对接和满足群众多层次、多样化、个性化的健康需求，❶ 满足人民对于生活更高层次的追求。同时拥有了更为健康的身体，能够更好地提振人民追求美好生活的能力与信心，让广大人民群众有条件、有机会用自身的努力创造美好生活。

建设"健康陕西"有助于保障人的价值的充分实现。保障人民利益，满足人民需求，提振人民信心与能力，归根结底是要保障人的价值的充分实现。建设"健康陕西"，守护人民群众的健康，能够让人的奋斗精神、人的创造力得到充分发挥，从某种意义上讲，是实现了对人的解放，让人得以更充分、更自由地生活和奋斗。

（三）促进新时代高质量发展，为中国特色社会主义事业注入新活力

新时代经济社会发展需要"健康红利"。据统计，2016 年，中国 60 岁及以上人口已达到 2.31 亿，占总人口的 16.7%。预计到 2020 年，老年人口将达到 2.48 亿，老龄化水平达到 17.17%，中国现有确诊慢性病患者近 3 亿人，半数不超过 65 岁。❷ 人口老龄化对劳动力结构的负面影响，人口健康问题对劳动力的束缚，会导致"人口红利"的消减。在这种情况下，提升人口健康水平能够有效解决这一问题，为经济社会发展注入所需动力，这正是新时代经济社会发展所需要的"健康红利"。

---

❶ 李斌. 实施健康中国战略［N］, 人民日报, 2018 - 01 - 12.
❷ 健康中国战略. 变"人口红利"为"健康红利"［EB/OL］. http：//www.sohu.com/a/204406429_115124, 2017 - 11 - 15.

推进"健康陕西"建设能够释放"健康红利"。健康的、受过良好教育的劳动者是经济发展最重要的人力资源。"投资于健康"可以有效提高劳动力工作年限和劳动生产率，促进"人口红利"更多转化为"健康红利"，降低人口老龄化对劳动力结构的负面影响，延长重要战略机遇期。完善健康保障，深化供给侧结构性改革，可以解除群众后顾之忧，有利于释放投资和消费需求，拉动增长、扩大就业。实施"健康中国"战略，将为经济社会协调发展注入新活力。❶ 推进"健康陕西"建设是有效释放"健康红利"的根本路径，能够为新时代中国特色社会主义事业注入更强劲的动力。

此外，"健康陕西"建设有利于实现并维护社会的稳定和谐。如果出现影响重大的流行疾病，或者爆发危害严重的公共安全事件，或造成人心恐慌，甚至造成社会秩序的混乱，那么将导致社会发展成果被消解。推进"健康陕西"建设，守护人民群众的健康生活，抵御潜在的健康风险，是维持社会秩序、守护社会和谐的重要保障。

（四）深化医疗卫生事业改革发展，为"健康中国"的实现贡献"陕西经验"

"健康中国"建设离不开地方探索。"健康中国"作为一个伟大的发展战略要切实落到实处，得到有效推进，就需要地方的探索与实践。其一，地方的探索与实践可以让"健康中国"战略构想落到实处。推进"健康中国"战略，实现从"以治病为中心"到"以人民健康为中心"的转变，实现"将健康融入所有政策"等战略需要地方的扎实实践，同时地方的实践能够更契合本地区的实际情况与实际条件，从而推动战略更好施行；其二，地方实践能够切实弥补卫生健康事业的既有不足。解决地方卫生健康事业中存在的现实问

---

❶ 李斌. 实施健康中国战略［N］，人民日报，2018－01－12.

题，切实提升本地群众对卫生健康服务的满意度；其三，地方探索可以为"健康中国"战略的更好推进提供有效经验。地方在探索与实践过程中，会创造出诸多行之有效的工作方法，积累诸多推进工作的有效经验，这些经验对于"健康中国"战略的更好实施具有巨大的启发与借鉴意义。

大力推动"健康陕西"建设，能够以"陕西样本"服务全国实践。陕西省在推进"健康陕西"建设的过程中，坚持"五大"发展理念，切实采取了诸多行之有效的办法，找到了很多新路径，积累了推进卫生健康事业发展的有效经验，对于整体"健康中国"建设，对于整体卫生健康事业的发展都具有积极意义。

第 10 章 "健康中国"建设的
陕西探索和典型案例

"健康中国"战略实施以来，陕西省秉持新理念，科学谋划，扎实实践，使"健康中国"建设得到了有力推进。陕西各级政府也主动担当作为，结合地方实际情况，革新卫生健康理念，创新卫生健康工作的方式方法，取得了显著成效。对于地方探索实践的挖掘与总结，一方面，能够更为生动地展现"健康中国"建设的生动实践；另一方面，能够为一些可复制、可推广的地方经验的传播提供更好的机会。因此，本章将介绍"健康中国"建设中陕西探索的铜川市健康产业项目发展、黄龙县农村厕所改革、渭南市"互联网＋健康医疗"建设、汉阴县健康村庄建设4个典型案例，书写"健康陕西"建设中的地方经验。

一、"三年行动"：铜川市推动健康产业项目发展

2016 年 8 月 19—20 日，在北京召开的全国卫生与健康大会上，

习近平总书记强调："没有全民健康，就没有全面小康。要把人民健康放在优先发展的战略地位，以普及健康生活、优化健康服务、完善健康保障、建设健康环境、发展健康产业为重点，加快推进健康中国建设，努力全方位、全周期保障人民健康。"❶ 发展健康产业是推进"健康中国"建设、保障人民健康的重要方向之一，显著扩大健康产业规模是健康陕西建设的主要目标。健康产业是具有巨大市场潜力的新型复合型产业。

（一）目光如炬：选定健康产业，探索健康产业发展之路

铜川市诞育了唐代"药王"孙思邈，依托孙思邈的历史人文背景，以及铜川市委、市政府对健康产业的重视，2012 年，铜川市就对"健康产业园"概念进行过讨论，并根据铜川市具体情况，因地制宜地做好规划设计，同时对园区的基础设施建设等方面提出了具体的要求。而且还提出了"产城融合，二三联动"的发展思路，即打造健康新城，形成产业与城市相互融合、第二和第三产业相互带动的发展局面，形成医药加工、生物制药、保健品生产研发、康复养生、医疗器械制造、物流商贸服务等城市功能配套的特色品牌产业聚集地，大力发展健康产业，形成一流的产业、一流的城镇、一流的生态，要把铜川打造成为全国一流的健康产业集合。在"健康中国"战略后提出，铜川市委、市政府抢抓政策机遇，紧紧围绕打造"健康铜川"目标，全力推动中医药产业发展，将中医药产业发展作为经济转型的突破口，聚力建设"药王大健康产业园"。选定健康产业作为"健康铜川"建设的重要一环。

在探索健康产业发展的过程中，铜川市潜心钻研，不断吸取经验，对广州市打造"国际健康产业城"的做法，以及深圳市健康产

---

❶ 把人民健康放在优先发展战略地位努力全方位全周期保障人民健康 [N]. 人民日报，2016 - 08 - 21.

业发展进行了调研学习。广州市把健康医疗产业确定为战略性主导产业加以扶持，铜川市在建设全国知名休闲养生城市和健康城市方面借鉴了广州市的做法。广州健康产业发展充分利用综合体建设平台，加强与国内外专业机构的合作，重点在基础医疗、急救医学、预防医疗、整形矫正、健康旅游以及国际远程诊控和交流等领域加强交流。为支持国际健康产业城的发展，广州市从政策、土地、扶持和服务等方面支持其发展，并将健康产业城发展纳入《"十二五"规划纲要》。对重点产业项目和重大基础设施项目优先安排指标、优先报批、优先供地。

（二）群策群力：以"药王中医药产业园"为突破，合力发展健康产业

孙思邈是我国中医养生理论的"鼻祖"，是"治未病"理念的忠实实践者，对针灸、食疗、预防、养生等均有论述。"药王"文化就是中医药文化的璀璨明珠，也是铜川优秀传统文化的杰出代表。铜川市委、市政府抢抓政策机遇，紧紧围绕打造健康铜川目标，全力推动中医药产业发展。耀州区作为"药王"故里，将中医药产业发展作为经济转型的突破口，聚力建设"药王大健康产业园"。铜川市发展健康产业独特的优势是"药王"故里，大力发展以中医药为核心的健康产业是因地制宜。将药王大健康产业园作为健康铜川建设主阵地，与药王山景区及新区开发建设一体规划、一体推进，在政策、资金、用地等方面全方位倾斜支持，合力促进药王大健康产业园建设。同时，于2011年10月18日举办了"第一届中国孙思邈中医药文化节"。该文化节以"弘扬药王思想，发展养生产业，促进城市转型"为主题，在全国打响"药王"品牌，打造铜川市健康产业方面发挥了不可替代的重要作用。2019年9月10日，"第五届孙思邈中医药文化节"开幕，在健康产业推介会上，铜川市成功

签约项目 54 个，涉及金额 285.4 亿元，铜川市健康产业现已初具规模。

（三）政策先行：出台《关于中医药产业发展的实施意见》❶

为推进健康产业进一步发展，铜川市政府制定并出台了《关于中医药产业发展的实施意见》（以下简称《意见》）。《意见》指出，要规划建设"六大区域"、布局建设"六大园区"，以中医药产业突破发展为目标，全方位推动中医药产业发展"八大工程"，重点推进中医药健康产业园、国家中医药博物馆、中草药植物园暨研究所、"一带一路"国际中医药大学等项目建设。计划到 2023 年，全市中药材种植面积稳定在 30 万亩以上，引进医药健康企业 140 家，全市中医药产值突破 1000 亿元。

《意见》还指出，要实施中医药自贸区建设工程，推进建设中药材物流园建设，创建中药材期货交易机构。与此同时，坚持"科学技术是第一生产力"，重视中医药科技创新，搭建中医药创新平台，强化政产学研合作。加强与国内外高等院校的合作，积极对接国家中医药科技开发交流中心、北京中医药大学、陕西中医药大学等科研院所，推进新产品研发、新成果转化和项目落户。以国家中医药创新创业公共服务平台和市食品药品检验检测中心为基础，加快建设中药材、中药、中药保健品质量检测中心，鼓励国内一流企业到铜川建设第三方中药材检验检测中心。重视中医药人才的培养和引进，建设"一带一路"国际中医药大学。与北京中医药大学、陕西中医药大学合作，积极筹建"一带一路"国际中医药大学，助推中

---

❶ 铜川市人民政府关于中医药产业发展的实施意见［EB/OL］. http：//www.tong-chuan.gov. cn/html/xxgk/xxgkml/zcwj/tzf/201810/214551.html？from＝singlemessage& isappin-stalled＝0，2018－10－31.

医药文化在"一带一路"国家传播。组建中医药产业发展专家智库。聘请一批在中医药产、学、研、医等方面具有较高学术造诣和丰富实践经验的国内外知名院士、专家、学者，以及大型药企高管等，组建"铜川中医药产业发展专家智库"，为中医药产业发展提供智力支撑。实施"中医药产业金融扶持工程"，建立中医药产业投融资体系，设立中医药产业发展基金，为铜川市中医药产业发展提供充足的资金保障。

在铜川市政府和企业的通力合作，以及在铜川市人民的不懈努力下，铜川市健康产业的发展已经成为健康陕西建设的一项标杆。作为"药王"孙思邈中医药文化的传承者，铜川以中医药产业为核心的大健康产业已经扬帆起航。

二、"厕所革命"：黄龙县积极推动农村厕所改革

解决农村厕所的卫生问题，推进"厕所革命"，是农村人居环境整治的一个重要环节。党的十八大以来，习近平总书记在国内考察调研过程中，经常会问起农村厕所改造问题，详细询问村民使用的是水厕还是旱厕，在视察村容村貌时时常了解相关情况，强调"小厕所、大民生"。厕所的状况，关乎百姓生活，折射文明风尚，关系国家形象。黄龙县以维护天蓝、水清、山秀、地净为目标，积极推动"厕所革命"，始终坚持把卫生创建作为经济社会、生态旅游发展的先导性、基础性工作来抓，把集中整治和长效治理结合起来，把重点突破和全域提升结合起来，把干部示范和全民参与结合起来，乡村环境面貌持续改善。2013 年、2017 年黄龙县先后被命名为"省级卫生县城""国家卫生县城"，"厕所革命"初见成效。

全国爱卫办于 2019 年 4 月发布《全国爱卫办关于在国家卫生城镇推进"厕所革命"工作的通知》。它指出，要切实增强对"厕所

革命"重要意义的认识。厕所问题关系到广大人民群众生产生活环境的改善，关系到国民健康素质的提升和社会文明的进步，是城乡文明建设的重要内容。全面推进"厕所革命"，特别是抓好农村地区的"厕所革命"，是实施乡村振兴战略、推进农村人居环境整治的关键环节，是降低疾病流行风险、保护人民群众身体健康的有效措施。各地国家卫生城镇要进一步提高认识，强化组织领导，将"厕所革命"作为卫生城镇创建及健康城市健康村镇建设等工作的重要内容持续推进，取得实效。还要特别重视"厕所革命"对健康中国战略的作用，要以健康城市、健康村镇建设促进"厕所革命"提质升级，开展健康城市、健康村镇建设的国家卫生城镇，特别是全国 38 个健康城市试点市，要按照《关于开展健康城市健康村镇建设的指导意见》的要求，落实好健康城市、健康村镇建设的重点任务。在此基础上，要进一步完善城市公共厕所服务体系，在保障公共厕所数量充足且布局合理的基础上，不断提升公共厕所建设和改造的质量，提高精细化管理水平，促进公共厕所建设管理水平整体提升。在推进健康村镇建设过程中，要重点推进农村户厕改造，坚持集中连片、整村推进，在实现卫生厕所目标的基础上，提高粪便无害化处理和资源化利用水平。加大中小学、乡镇卫生院、集贸市场、公路沿线等重点区域卫生厕所改造工作力度。❶ 开展"厕所革命"是实现"健康陕西"战略的重要措施。

（一）规划—分工—落地，有序推进"厕所革命"

近年来，黄龙县为全面推进"国家卫生乡镇"创建，提高农民健康水平，加快推进农村环境综合整治工作，不断改善乡村人居环

---

❶ 全国爱卫办关于在国家卫生城镇推进"厕所革命"工作的通知［EB/OL］. http：//www. nhc. gov. cn/guihuaxxs/s7786/201904/5e602e06cf7a4403a91038d0391b10ba. shtml，2019 – 04 – 29.

境，有效预防和控制肠道传染病的发生与流行，积极推进"厕所革命"。一是统一规划，合理布局，黄龙县政府结合各乡镇实际，统一规划，按照创建国家卫生乡镇要求合理布局公厕。以人为本，对标建设，公共厕所和农村户厕的设计、建设和管理应分别按照《城市公共厕所设计标准》《旅游厕所建设管理指南》《农村户厕卫生规范》加以实施，体现卫生、方便、安全、节能、实用等要求；二是统筹安排，有序推进。公厕的新建、改造和提升应结合实际，从薄弱环节入手，分阶段、分重点、有步骤地推进。农村户厕改造按照美丽宜居示范村、生态乡村、清洁乡村有序推进；三是政府主导，分工负责。按照"政府主导、部门分工、乡镇实施"的原则，夯实各乡镇政府主体责任，落实相关部门和乡镇的工作职责，形成各司其职、各负其责、齐抓共管的工作机制；四是充分发挥群众在户厕改造中的主体作用。❶ 2018 年 5 月底，实现公路沿线及重点景区全覆盖。乡镇建成区每平方公里建成 3 座无害化卫生公厕，全县实施乡镇改厕项目 3000 座，提质改造 1900 座。黄龙县政府的整体规划和布局，有序地推进了黄龙县的"厕所革命"，极大地改善了农村人居环境。

（二）保障改厕资金，规范改厕标准

俗话说："巧妇难为无米之炊。"农村"厕所革命"面临的第一问题就是"钱从哪里来"，黄龙县政府将农村无害化厕所省级项目配套资金部分用于设备采购，其余资金按要求经验收合格的给予每座厕所补助 1500 元，不足部分由乡镇和农户自己筹集，极大地解决了农村改厕资金紧张的问题。同时，农村户厕按照卫生部、国家标准委于 2012 年 11 月 20 日发布的《农村户厕卫生规范》执行。黄龙县

---

❶ 《黄龙县人民政府办公室关于印发〈黄龙县 2019 年乡镇改厕项目实施方案〉的通知》（黄政办发〔2019〕25 号）。

在厕所选址、建材选择、施工要求和技术规范上都严格把关。公厕建设要结合各乡镇实际及人流量,合理布局。对建造厕所应用的材料质量,县政府严格把关。施工要求及技术规范严格按照《农村卫生厕所技术规范》要求进行施工。按照"统一规划、统一设计、统一购料、统一施工、统一验收"的原则,严控技术规范,严把工程质量,严格项目验收。截至 2018 年年底,累计投资 1700 万元,完成 6880 套水冲式、双瓮漏斗式等无害化卫生厕所建设,计划于 2020年全面消除旱厕。

(三)多项措施保障"厕所革命"

黄龙县政府加强领导,落实责任,为了确保全县改厕工作各项任务落到实处,县政府成立了改厕工作领导小组,各乡镇也都成立了相应的领导机构,安排专人负责,切实将农村改厕工作落到实处。并且紧抓宣传工作,广泛宣传,全民参与。黄龙县乡镇、社区服务中心通过广播、电视、印发宣传画(册)、张贴标语、开设健康教育课等多种形式,广泛宣传农村改厕的重要性,不断提高群众对改厕工作的认识,激发和调动村民自觉参与改厕工作的主动性和积极性。坚持"因地制宜、整体推进、集中连片,确保质量"的原则,以整村推进的建设方式,集中连片、形成一定规模。反对分散布点,撒"胡椒面"现象的发生。同时严格按照"五统一":统一标准、统一培训、统一规划、统一施工、统一验收。项目施工人员必须经过专门技术培训,持证上岗。改厕户实行实名登记,并在厕屋安装户厕牌。各乡镇及时将《改厕项目统计表》与改厕户名、户主身份证号、改厕牌号相统一的《登记表》报县爱卫办,切实做好改厕进度、统计报表等资料的收集和上报。已建成的卫生厕所达到无蝇、无蛆、无臭、粪便无害化处理的"四无"要求,保证建一个成一个。多管齐下,保障"厕所革命"项目取得圆满成功。

三、"互联网＋健康医疗"：加快探索建设"健康渭南"

党中央、国务院高度重视"互联网＋医疗健康"工作。习近平总书记指出，要推进"互联网＋教育""互联网＋医疗"等，让百姓少跑腿、数据多跑路，不断提升公共服务均等化、普惠化、便捷化水平。李克强总理强调，要加快医联体建设，发展"互联网＋医疗"，让群众在家门口就能享受到优质医疗服务。2018 年 4 月 25 日，为了进一步推进实施"健康中国"战略，国务院办公厅正式发布了《关于促进"互联网＋医疗健康"发展的意见》，对促进"互联网＋医疗健康"发展提出了建议，从健全"互联网＋医疗健康"服务体系、完善"互联网＋医疗健康"支撑体系、加强行业监管和安全保障等三个大方面提出了意见。在当下 5G 技术持续推广、互联网产业蓬勃发展、"健康中国"建设深入开展的关键时期，"互联网＋健康医疗"工作是新时期、新技术条件下，缓解看病就医难题，提升人民健康水平的重要手段。陕西省渭南市在探索建设"健康渭南"的过程中，以"健康陕西"建设为指引，大力推进渭南市"互联网＋健康医疗"工作，并取得了显著的成效，助力"健康渭南"建设。

（一）建在"云端"上的医院

渭南市卫健委一直将卫生健康信息化建设作为提升重点工作，创新性地搭建了"全民健康信息平台"，推动系统互联共通，促进数据整合和信息共享，率先实现省、市、县三级互联互通；坚持改革创新、便民服务，变群众跑腿为信息跑路；开展"网上办证"系统建设，入驻微信城市服务，提倡简化程序、阳光服务。通过精心搭建一系列网络平台，将互联网与医疗健康融合起来，为渭南市群众带来全新的医疗服务体验。患者张先生去渭南市中心医院就医,"患者移动服务平台"的强大功能让他惊叹不已,他说:"到中心医院看病,不需要在窗口排长队,也不需下载、安装 App,只需用手机绑定诊疗卡,轻轻滑动指尖,就可随时随地享受挂号、缴费、查看报告、住院一日清单、就医反馈等服务,真是太方便了。"医院采取多项便民、惠民措施,努力解决老百姓看病贵、看病难问题。医院推行《十项便民服务承诺》,加强医患沟通,开展人性化服务。医院从2017 年 8 月开始启动医院公众号就医平台功能升级工作,患者只需关注"渭南市中心医院"公众号,即可访问与调用医疗患者移动服务平台功能,获取"智能导诊、预约挂号、当天挂号、诊间支付、查看账单、查看检验报告、查看住院清单、反馈就医满意度、健康资讯"等全流程闭环医疗服务。移动互联网医院打通医院与群众之间的"最后一公里",是一个开放的"医疗服务连接器",有效地提高了医疗服务效率与质量,改善患者的就医体验。❶"云端"医院不仅体现在就医服务上,还体现在医疗技术相对落后的农村和县城中。渭南市第一医院和基层卫生院搭建远程医疗平台,建立医疗云平台,实现医学影像、心电中心的一体化、同质化服务,有效降低了漏诊率和误诊率,节省医疗费用,使群众就近享受高效优质的医疗服务,实现群众就近就医。远程医疗将处于不同物理空间的医疗机构和医务人员联系起来,让医疗"触屏可及",偏远地区的患者感觉不到大城市的遥远,从而为分级诊疗提供了技术支持。国家卫健委副主任曾益新说,医疗系统最关键、最核心的资源是医生资源,让医生资源快速实现均等的配置很不容易。通过"互联网 +"的技术,把医疗资源、医生的智力资源配置到一些匮乏的地区,在某种程度上有利于促进和改变资源不均衡情况。

---

❶ 渭南市中心医院成功上线渭南市首家移动互联网医院 [EB/OL]. http://www.sohu.com/a/204660217_772977,2017 – 11 – 15.

（二）"互联网＋家庭医生"签约服务，助力"健康渭南"建设

"家庭医生"是保障群众身体健康的最后一道"安全屏障"，也是服务群众的"最后一公里"，如何提高"家庭医生"的医疗专业技术水平，为群众提供更专业、更精准的医疗服务，是实现人民健康的重要环节。互联网技术配合"家庭医生"服务平台，大大提升了"家庭医生"服务群众的医疗能力，提高乡村两级卫生室的影响力，同时极大地提高了基层卫生室的门诊量。"家庭医生"还可以通过互联网管理自己签约的辖区居民，使用智能设备对重点人群进行居家监测和远程随访。大量慢性病随访和呼入电话、消息由人工智能初筛、坐席客服负责，家庭医生把时间和精力都用在服务好重点人群上，基层医生才能真正发挥"健康守门人"的作用。渭南市政府重视"互联网"加上"基层医生"服务的配合，搭建并不断完善"家庭医生"服务平台，不仅在"家庭医生""签"上下功夫，而且极为重视"家庭医生"的预约服务。家庭医生在诊前、诊中和诊后的全过程参与服务，真正做好基层医疗的"守门员"。

（三）强化互联网诊疗的行业监管和安全保障

互联网诊疗方兴未艾，各方面监管措施还不完善，互联网医疗诊疗服务的质量和水平都还未得到规范，诊疗人员的资质确认尚需加强。同时，患者信息、用户资料和基因信息等隐私信息需要得到严格保护，避免非法买卖、泄露信息等行为。为进一步促进"互联网＋健康医疗"的发展，规范互联网诊疗行业，渭南市在《渭南市加快建设"互联网＋健康医疗"的通知》中指出，要打造数据安全全流程监管体系。一方面，强化医疗质量监管，建立医疗质量监管和医改监测平台，加强事中和事后监管；另一方面，强化数据信息

安全，严格执行信息安全和健康医疗数据保密规定，建立健全个人隐私信息保护制度，各县、市、区全民健康信息平台及二级以上公立医疗机构信息系统应全部通过安全等级保护三级测评方可上线运行。❶ 同时还就加强保障措施提出明确要求。一是加强组织领导。各级各有关部门要把发展 "互联网 + 医疗健康" 作为重要内容，及时制定政策措施，加大投入，形成长效机制。二是落实安全保障。严格执行《信息安全个人健康医疗数据保密规定》，建立和完善个人隐私信息保护制度，严格管理患者信息、用户资料、基因数据等。三是强化宣传引导。及时总结有益经验宣传推广，积极回应社会关切，高效有序地将工作引向深入，推动各项政策措施落实到位。

四、"四个狠抓"：汉阴县扎实推进"健康村庄"建设

自 "健康汉阴" 工作开展以来，汉阴县非常重视八大 "健康细胞" 的示范建设。"健康村庄" 作为 "健康细胞" 示范建设的重要内容之一，是落实乡村振兴战略、促进农村健康事业发展的重要抓手，是增强农村社会生产力、打赢脱贫攻坚战、建成全面小康社会的基础工程。"健康村庄" 示范建设是结合乡村振兴战略实施，以治脏、治乱、治差为重点，扎实推进农村环境卫生整洁行动；保障农村饮水安全，加强农村生活垃圾处理和污水治理，加大农村改厕力度；加强健康教育和促进行动，普及健康知识，引导村民养成良好的生活习惯；落实基本公共卫生服务，实施常见病、慢性病和地方病的有效管控；加强文化健身场所建设，丰富村民文化体育生活。通过 "健康村庄" 示范建设，村容村貌明显改观，村民健康素养普

---

❶ 渭南市加快建设 "互联网 + 健康医疗" [EB/OL]. http：//www. weinan. gov. cn/gk/segy/wsxx/692802. html，2019 – 08 – 01.

遍提高。2019 年，汉阴县在《政府重点工作任务公开承诺报告》中，汉阴县卫健局作出 2019 年要建成 34 个健康村庄的承诺。在推进"健康村庄"的建设中，汉阴县通过"四个狠抓"的措施，实现汉阴县农村人居环境的巨大改观，扎实推进"健康村庄"的建设。

（一）狠抓农村人居环境建设

过去，农村的人居环境一直是一个令人头疼的问题。一部分村民只顾发展生产而不注重环境保护。他们在房前屋后搭建简易棚户用来养殖家禽，门前堆放着用来养猪垫圈的土堆、粪堆和烧锅做饭的柴堆，各类杂物一家比一家垒得高，给人的印象就是脏、乱、差。这样肮脏、混乱的局面，不仅影响着村容村貌，还严重影响了村民的健康。

汉阴县高度重视农村环境改善。首先，对村民加大环境保护的宣传力度，在各村（社区）醒目位置悬挂、张贴有关人居环境整治的标语。以脱贫攻坚"户退出、村出列"体检式研判为契机，召开院落会、小组会、入户走访宣传人居环境整治。利用宣传栏、宣传单、面对面解说等多种形式宣传人居环境整治、改变不良生活卫生习惯的重要意义。大力开展"卫生示范户""优美庭院""星级文明户"评选表彰活动，树立先进典型，让村民学有榜样。

其次，在农村加大清运保洁力度。以解决农村人居环境脏、乱、差等突出问题为重点，进一步完善清运保洁机制，推行"户分类、村收集、镇转运、县镇处理"的农村生活垃圾治理模式。各村多次组织开展环境卫生大整治，加大村级活动场所、村民房前屋后、村道两侧、河道两旁的"三堆六乱"治理力度。落实村保洁员和经费，增加保洁力量和设备，全面拆除露天农村垃圾堆池。绿城环保公司搞好日常垃圾清运工作，加大农村污水治理。严格落实畜禽禁养区、限养区的规定，重点清理村内塘沟、畜禽养殖粪污等农业生产废弃物。清理室内外卫生、农村河道卫生，深入开展村庄清洁行动等。开展环境卫生"门前三包"责任制检查评比，并将检查结果进行公示曝光，用于积分奖励和评选表彰。

同时开展农村改厕工作，实施"改厕革命"。建立政府主导、村民参与、社会支持的投入机制，引导农户加大改厕力度。在做好农村厕所情况调查摸底和建档立卡的基础上，采取"以奖代补"方式，以农村贫困户的无厕户、旱厕户为重点，推广"三格式"化粪池和室内水冲式的农村户厕无害化改造，清除了农村环境中的一大污染源。

（二）狠抓农村医疗建设

由于农村存在着医疗设施不完善、医疗人员配置不齐全、诊疗水平较低等问题，村民们还存在看病难、看病贵的问题。汉阴县政府重视村民的健康状态，狠抓农村医疗建设，加大对农村医疗基础设施的投入，重视对农村医护人员的培养和保护，并通过"互联网＋医疗"等手段，完善农村医疗技术设施，提高农村卫生室医护人员素质。

汉阴县政府加大资金投入，结合村情村况，本着节约资源、因地制宜的原则，县卫健局采取"一室一策"的方式，对未达标的村卫生室采取灵活形式制定建设方案，通过调整布局设计，实施改、扩建工程实现达标升级。全县有1/3的村卫生室新建在村部附近；1/3的村卫生室由闲置学校和村集体房产改建；1/3的村卫生室由村医私人房屋改建而成为打通农村医疗服务"最后一公里"，使农村的医疗卫生条件得到了改善。

同时，重视对农村全科医生的培养，通过"互联网＋医疗"的新途径，推行"医县通"网络培训，来提升基础医护人员业务技能和服务水平，不断弥补乡村医生队伍整体素质和服务能力与农村居民健康需求之间的差距。

（三）狠抓健康教育

长期以来，健康教育往往在城市中开展得较为普遍，而在农村则处于缺失的状态，农村居民整体健康意识偏弱，健康知识非常匮乏。汉阴县政府加大对农村居民进行健康知识的宣传，通过开展各种大型宣传活动，立足行业特点，充分利用"5.12 护士节""三下乡"等重要时间节点，深入开展疾病预防"八大行动"、健康教育"五进"活动。各医疗单位依托健康扶贫、志愿服务等载体，积极开展送医、送药和农村健康卫生义诊活动，全年开展各类宣传及农村义诊活动 200 余场次，发放各类宣传品 10 万份，接待群众咨询 8 万余人次。为增强宣传工作效果，汉阴县还将卫生健康宣传与群众日常生活用品有机融合，印制了雨伞、毛巾、塑料盆、水杯、围裙、控油壶、扑克牌等宣传品 21 万份，并通过各项宣传活动发放到村民手中，让他们在使用宣传用品的同时，潜移默化地学习和了解卫计政策和健康保健知识。

同时，建设永久性宣传阵地。汉阴县充分结合美丽乡村、新民风建设，在农村新建"人口健康文化园"，并对已建成并投入使用文化广场的宣传设施进行维护和更换，落实专人管护责任。各级医疗卫生计生单位以文明单位、卫生单位、健康机关创建为载体，前移宣传阵地，扎实开展健康教育进企业、进学校活动，打造健康宣传栏、宣传墙 100 余处，在农村人口集中处建成"健康小屋" 6 个，免费为群众体检 2000 余人次，开展健康教育巡讲活动 100 余场。

（四）狠抓农村健康公共设施建设，积极开展文化体育活动

在农村，长期以来，健康公共设施建设得比较少，村民的文化

体育活动也很少。因此汉阴县政府加强对农村文化健身场所的建设，立足当地，结合当地的民俗风情，组织一些民俗活动，丰富农民群众的文化生活，发展农村体育事业，培养社会主义新型农民，实现村民的身体健康和精神文化健康。

附　录

附录1　《中国公民健康素养66条》

一、基本知识和理念

（1）健康不仅仅是没有疾病或虚弱，而是身体、心理和社会适应的完好状态。

（2）每个人都有维护自身和他人健康的责任，健康的生活方式能够维护和促进自身健康。

（3）环境与健康息息相关，保护环境，促进健康。

（4）无偿献血，助人利己。

（5）每个人都应当关爱、帮助、不歧视病残人员。

（6）定期进行健康体检。

（7）成年人的正常血压为收缩压≥90mmHg且＜140mmHg，舒张压≥60mmHg且＜90mmHg；腋下体温36～37℃；平静呼吸16～20

次/分；心率 60～100 次/分。

（8）接种疫苗是预防一些传染病最有效、最经济的措施。儿童出生后应按照免疫规划程序接种疫苗。

（9）在流感流行季节前接种流感疫苗可减少患流感的机会或减轻患流感后的症状。

（10）艾滋病、乙肝和丙肝通过血液、性接触和母婴三种途径传播，日常生活和工作接触不会传播。

（11）肺结核主要通过病人咳嗽、打喷嚏、大声说话等产生的飞沫核传播；出现咳嗽、咳痰 2 周以上，或痰中带血，应及时检查是否得了肺结核。

（12）坚持规范治疗，绝大部分肺结核病人能够治愈，并能有效预防耐药结核病。

（13）在血吸虫病流行区，应尽量避免接触疫水；接触疫水后，应及时进行检查或接受预防性治疗。

（14）家养犬、猫应接种狂犬病疫苗；人被犬、猫抓伤、咬伤后，应立即冲洗伤口，并尽快注射抗狂犬病免疫球蛋白（或血清）和狂犬病疫苗。

（15）蚊子、苍蝇、老鼠、蟑螂等会传播疾病。

（16）发现病死禽畜要报告，不加工、不食用病死禽畜，不食用国家保护的野生动物。

（17）关注血压变化，控制高血压危险因素，高血压患者要学会疾病自我管理。

（18）关注血糖变化，控制糖尿病危险因素，糖尿病患者应加强自我管理。

（19）积极参加癌症筛查，及早发现癌症和癌前病变。

（20）每个人都可能出现抑郁和焦虑情绪，正确认识抑郁症和焦虑症。

（21）关爱老年人，预防老年人跌倒，识别老年期痴呆。

（22）选择安全、高效的避孕措施，减少人工流产，关爱妇女生殖健康。

（23）保健食品不是药品，正确选用保健食品。

（24）劳动者要了解工作岗位和工作环境中存在的危害因素，遵守操作规程，注意个人防护，避免职业伤害。

（25）从事有毒有害工种的劳动者享有职业保护的权利。

二、健康生活方式与行为

（26）健康生活方式主要包括合理膳食、适量运动、戒烟限酒、心理平衡四个方面。

（27）保持正常体重，避免超重与肥胖。

（28）膳食应以谷类为主，多吃蔬菜、水果和薯类，注意荤素、粗细搭配。

（29）提倡每天食用奶类、豆类及其制品。

（30）膳食要清淡，要少油少盐，食用合格碘盐。

（31）讲究饮水卫生，每天适量饮水。

（32）生、熟食品要分开存放和加工，生吃蔬菜、水果要洗净，不吃变质、超过保质期的食品。

（33）成年人每日应进行 6000~10000 步当量的身体活动，动则有益，贵在坚持。

（34）吸烟和"二手烟"暴露会导致癌症、心血管疾病、呼吸系统疾病等多种疾病，吸烟者的平均寿命比不吸烟者至少减少 10 年。

（35）"低焦油卷烟""中草药卷烟"不能降低吸烟带来的危害，反而容易诱导吸烟，影响吸烟者戒烟。

（36）任何年龄戒烟均可获益，戒烟越早越好，"戒烟门诊"可提供专业戒烟服务。

（37）少饮酒，不酗酒，戒酒需要医学专业指导。

（38）遵医嘱使用镇静催眠药和镇痛药等成瘾性药物，预防药物依赖。

（39）拒绝毒品。

（40）劳逸结合，每天保证 7~8 小时睡眠。

（41）应该重视和维护心理健康，遇到心理问题时应主动寻求帮助。

（42）勤洗手、常洗澡、早晚刷牙、饭后漱口，不共用毛巾和洗漱用品。

（43）根据天气变化和空气质量，适时开窗通风，保持室内空气流通。

（44）不在公共场所吸烟、吐痰，咳嗽、打喷嚏时遮掩口鼻。

（45）农村使用卫生厕所，管理好人畜粪便。

（46）科学就医，及时就诊，遵医嘱治疗，理性对待诊疗结果。

（47）合理用药，能口服不肌注，能肌注不输液，在医生指导下使用抗生素。

（48）戴头盔、系安全带，不超速、不酒驾、不疲劳驾驶，减少道路交通伤害。

（49）加强看护，避免儿童接近危险水域，预防溺水。

（50）冬季取暖注意通风，谨防煤气中毒。

（51）主动接受婚前和孕前保健，孕期应至少接受 5 次产前检查并住院分娩。

（52）孩子出生后应尽早开始母乳喂养，满 6 个月时合理添加辅食。

（53）通过亲子交流、玩耍促进儿童早期发展，发现心理行为发育问题要尽早干预。

（54）青少年处于身心发展的关键时期，要培养健康的行为生活方式，预防近视、超重与肥胖，避免网络成瘾和过早性行为。

三、基本技能

（55）关注健康信息，能够获取、理解、甄别、应用健康信息。

（56）能看懂食品、药品、保健品的标签和说明书。

（57）会识别常见的危险标识，如高压、易燃、易爆、剧毒、放射性、生物安全等，远离危险物。

（58）会测量脉搏和腋下体温。

（59）会正确使用安全套，减少感染艾滋病、性病的危险，防止意外怀孕。

（60）妥善存放和正确使用农药等有毒物品，谨防儿童接触。

（61）寻求紧急医疗救助时拨打电话120，寻求健康咨询服务时拨打电话12320。

（62）发生创伤出血量较多时，应立即止血、包扎；对怀疑骨折的伤员不要轻易搬动。

（63）遇到呼吸、心跳骤停的伤病员，会进行心肺复苏。

（64）抢救触电者时，要首先切断电源，不要直接接触触电者。

（65）发生火灾时，用湿毛巾捂住口鼻、低姿逃生；拨打火警电话119。

（66）发生地震时，选择正确避震方式，震后立即开展自救互救。

附录2　《国务院关于实施健康中国行动的意见》

国发〔2019〕13号

各省、自治区、直辖市人民政府，国务院各部委、各直属机构：

人民健康是民族昌盛和国家富强的重要标志，预防是最经济、最有效的健康策略。党中央、国务院发布《"健康中国2030"规划纲要》，提出了健康中国建设的目标和任务。党的十九大做出实施健康中国战略的重大决策部署，强调坚持预防为主，倡导健康文明生活方式，预防控制重大疾病。为加快推动从以"治病为中心"转变为以"人民健康为中心"，动员全社会落实预防为主方针，实施健康中国行动，提高全民健康水平，现提出以下意见。

一、行动背景

中华人民共和国成立后特别是改革开放以来，我国卫生健康事业获得了长足发展，居民主要健康指标总体优于中高收入国家平均水平。随着工业化、城镇化、人口老龄化进程加快，我国居民生产生活方式和疾病谱不断发生变化。心脑血管疾病、癌症、慢性呼吸系统疾病、糖尿病等慢性非传染性疾病导致的死亡人数占总死亡人数的88%，导致的疾病负担占疾病总负担的70%以上。居民健康知识知晓率偏低，吸烟、过量饮酒、缺乏锻炼、不合理膳食等不健康生活方式比较普遍，由此引起的疾病问题日益突出。肝炎、结核病、艾滋病等重大传染病防控形势仍然严峻，精神卫生、职业健康、地方病等方面问题不容忽视。

为坚持预防为主，把预防摆在更加突出的位置，积极有效应对当前突出的健康问题，必须关口前移，采取有效干预措施，细化落实《"健康中国2030"规划纲要》对普及健康生活、优化健康服务、建设健康环境等部署，聚焦当前和今后一段时期内影响人民健康的重大疾病和突出问题，实施疾病预防和健康促进的中长期行动，健全全社会落实预防为主的制度体系，持之以恒加以推进，努力使群众不生病、少生病，提高生活质量。

二、总体要求

（一）指导思想

以习近平新时代中国特色社会主义思想为指导，全面贯彻党的十九大和十九届二中、三中全会精神，坚持以"人民为中心"的发展思想，坚持改革创新，贯彻新时代卫生与健康工作方针，强化政府、社会、个人责任，加快推动卫生健康工作理念、服务方式，从以"治病为中心"转变为以"人民健康为中心"，建立健全健康教育体系，普及健康知识，引导群众建立正确健康观，加强早期干预，形成有利于健康的生活方式、生态环境和社会环境，延长健康寿命，为全方位、全周期保障人民健康、建设健康中国奠定坚实基础。

（二）基本原则

普及知识、提升素养。把提升健康素养作为增进全民健康的前提，根据不同人群特点有针对性地加强健康教育与促进，让健康知识、行为和技能成为全民普遍具备的素质和能力，实现健康素养人人有。

自主自律、健康生活。倡导每个人是自己健康"第一责任人"的理念，激发居民热爱健康、追求健康的热情，养成符合自身和家庭特点的健康生活方式，合理膳食、科学运动、戒烟限酒、心理平衡，实现健康生活少生病。

早期干预、完善服务。对主要健康问题及影响因素尽早采取有效干预措施，完善防治策略，推动健康服务供给侧结构性改革，提供系统连续的预防、治疗、康复、健康促进一体化服务，加强医疗保障政策与健康服务的衔接，实现早诊、早治、早康复。

全民参与、共建共享。强化跨部门协作，鼓励和引导单位、社区（村）、家庭和个人行动起来，形成政府积极主导、社会广泛动员、人人尽责尽力的良好局面，实现健康中国行动齐参与。

（三）总体目标

到2022年，健康促进政策体系基本建立，全民健康素养水平稳步提高，健康生活方式加快推广，重大慢性病发病率上升趋势得到遏制，重点传染病、严重精神障碍、地方病、职业病均得到有效防控，致残和死亡风险逐步降低，重点人群健康状况显著改善。

到2030年，全民健康素养水平大幅提升，健康生活方式基本普及，居民主要健康影响因素得到有效控制，因重大慢性病导致的过早死亡率明显降低，人均健康预期寿命得到较大提高，居民主要健康指标水平进入高收入国家行列，健康公平基本实现。

三、主要任务

（一）全方位干预健康影响因素

（1）实施健康知识普及行动。维护健康需要，掌握健康知识。面向家庭和个人普及预防疾病、早期发现、紧急救援、及时就医、合理用药等维护健康的知识与技能。建立并完善健康科普专家库和资源库，构建健康科普知识发布和传播机制。强化医疗卫生机构和医务人员开展健康促进与教育的激励约束。鼓励各级电台、电视台和其他媒体开办优质健康科普节目。到2022年和2030年，全国居民健康素养水平将分别不低于22%和30%。

（2）实施合理膳食行动。合理膳食是健康的基础。针对一般人群、特定人群和家庭，聚焦食堂、餐厅等场所，加强营养和膳食指导。鼓励全社会参与减盐、减油、减糖，研究完善盐、油、糖包装标准。修订《预包装食品营养标签通则》，推进食品营养标准体系建设。实施贫困地区重点人群营养干预。到2022年和2030年，成人肥胖增长率将持续减缓，5岁以下儿童生长迟缓率将分别低于7%和5%。

（3）实施全民健身行动。生命在于运动，运动需要科学。为不同人群提供有针对性的运动健身方案或运动指导服务。努力打造百姓身边健身组织和"15分钟健身圈"。推进公共体育设施免费或低收费开放。推动形成体医结合的疾病管理和健康服务模式。把高校学生体质健康状况纳入对高校的考核评价。到2022年和2030年，城乡居民达到《国民体质测定标准》合格以上的人数比例将分别不少于90.86%和92.17%，经常参加体育锻炼人数比例将达到37%及以上和40%及以上。

（4）实施控烟行动。吸烟严重危害人民健康。推动个人和家庭充分了解吸烟和"二手烟"所带来的严重危害。鼓励领导干部、医务人员和教师发挥控烟引领作用。把各级党政机关建设成"无烟机关"。研究利用税收、价格调节等综合手段，提高控烟成效。完善卷烟包装烟草危害警示内容和形式。到2022年和2030年，全面无烟法规保护的人口比例将分别达到30%及以上和80%及以上。

（5）实施心理健康促进行动。心理健康是健康的重要组成部分。通过心理健康教育、咨询、治疗、危机干预等方式，引导公众科学缓解压力，正确认识和应对常见精神障碍及心理行为问题。健全社会心理服务网络，加强心理健康人才培养。建立精神卫生综合管理机制，完善精神障碍社区康复服务。到2022年和2030年，居民心理健康素养水平将分别提升到20%和30%，心理相关疾病发生的上升趋势减缓。

（6）实施健康环境促进行动。良好的环境是健康的保障。向公众、家庭、单位（企业）普及环境与健康相关的防护和应对知识。推进大气、水、土壤污染防治。推进健康城市、健康村镇建设。建立环境与健康的调查、监测和风险评估制度。采取有效措施预防控制环境污染相关疾病、道路交通伤害、消费品质量安全事故等。到2022年和2030年，居民饮用水水质达标情况将明显改善，并持续改善。

（二）维护全生命周期健康

（7）实施妇幼健康促进行动。孕产期和婴幼儿时期是生命的起点。针对婚前、孕前、孕期、儿童等阶段特点，积极引导家庭科学孕育和养育健康新生命，健全出生缺陷防治体系。加强儿童早期发展服务，完善婴幼儿照护服务和残疾儿童康复救助制度。促进生殖健康，推进农村妇女宫颈癌和乳腺癌检查。到2022年和2030年，婴儿死亡率将分别控制在7.5‰及以下和5‰及以下，孕产妇死亡率将分别下降到18/10万及以下和12/10万及以下。

（8）实施中小学健康促进行动。中小学生处于成长发育的关键阶段。动员家庭、学校和社会共同维护中小学生身心健康。引导学生从小养成健康生活习惯，锻炼健康体魄，预防近视、肥胖等疾病。中小学校按规定开齐开足体育与健康课程。把学生体质健康状况纳入对学校的绩效考核，结合学生年龄特点，以多种方式对学生健康知识进行考试考查，将体育纳入高中学业水平测试。到2022年和2030年，国家学生体质健康标准达标优良率将分别达到50%及以上和60%及以上，全国儿童青少年总体近视率力争每年降低0.5个百分点以上，新发近视率明显下降。

（9）实施职业健康保护行动。劳动者依法享有职业健康保护的权利。针对不同职业人群，倡导健康工作方式，落实用人单位主体责任和政府监管责任，预防和控制职业病危害。完善职业病防治法规标准体系。鼓励用人单位开展职工健康管理。加强尘肺病等职业病救治保障。到2022年和2030年，接尘工龄不足5年的劳动者新发尘肺病报告例数占年度报告总例数的比例将实现明显下降，并持续下降。

（10）实施老年健康促进行动。老年人健康快乐是社会文明进步的重要标志。面向老年人普及膳食营养、体育锻炼、定期体检、健康管理、心理健康以及合理用药等知识。健全老年健康服务体系，完善居家和社区养老政策，推进医养结合，探索长期护理保险制度，打造老年宜居环境，实现健康老龄化。到2022年和2030年，65～74岁老年人失能发生率将有所下降，65岁及以上人群老年期痴呆患病率增速下降。

（三）防控重大疾病

（11）实施心脑血管疾病防治行动。心脑血管疾病是我国居民第一位死亡原因。引导居民学习掌握心肺复苏等自救互救知识技能。对高危人群和患者开展生活方式指导。全面落实35岁以上人群首诊测血压制度，加强高血压、高血糖、血脂异常的规范管理。提高院前急救、静脉溶栓、动脉取栓等应急处置能力。到2022年和2030年，心脑血管疾病死亡率将分别下降到209.7/10万及以下和190.7/10万及以下。

（12）实施癌症防治行动。癌症严重影响人民健康。倡导积极预防癌症，推进早筛查、早诊断、早治疗，降低癌症发病率和死亡率，提高患者生存质量。有序扩大癌症筛查范围。推广应用常见癌症诊疗规范。提升中西部地区及基层癌症诊疗能力。加强癌症防治科技攻关。加快临床急需药物审评审批。到2022年和2030年，总体癌症5年生存率将分别不低于43.3%和46.6%。

（13）实施慢性呼吸系统疾病防治行动。慢性呼吸系统疾病严重影响患者生活质量。引导重点人群早期发现疾病，控制危险因素，预防疾病发生发展。探索高危人群首诊测量肺功能、40岁及以上人群体检检测肺功能。加强慢阻肺患者健康管理，提高基层医疗卫生机构肺功能检查能力。到2022年和2030年，70岁及以下人群慢性呼吸系统疾病死亡率将下降到9/10万及以下和8.1/10万及以下。

（14）实施糖尿病防治行动。我国是糖尿病患病率增长最快的国家之一。提示居民关注血糖水平，引导糖尿病前期人群科学降低发病风险，指导糖尿病患者加强健康管理，延迟或预防糖尿病的发生发展。加强对糖尿病患者和高危人群的健康管理，促进基层糖尿病及并发症筛查标准化和诊疗规范化。到 2022 年和 2030 年，糖尿病患者规范管理率将分别达到 60% 及以上和 70% 及以上。

（15）实施传染病及地方病防控行动。传染病和地方病是重大公共卫生问题。引导居民提高自我防范意识，讲究个人卫生，预防疾病。充分认识疫苗对预防疾病的重要作用。倡导高危人群在流感流行季节前接种流感疫苗。加强艾滋病、病毒性肝炎、结核病等重大传染病防控，努力控制和降低传染病流行水平。强化寄生虫病、饮水型燃煤型氟砷中毒、大骨节病、氟骨症等地方病防治，控制和消除重点地方病。到 2022 年和 2030 年，以乡（镇、街道）为单位，适龄儿童免疫规划疫苗接种率将保持在 90% 以上。

四、组织实施

（一）加强组织领导

国家层面成立健康中国行动推进委员会，制定印发《健康中国行动（2019—2030 年）》，细化上述 15 个专项行动的目标、指标、任务和职责分工，统筹指导各地区各相关部门加强协作，研究疾病的综合防治策略，做好监测考核。要根据医学进步和相关技术发展等情况，适时组织修订完善《健康中国行动（2019—2030 年）》内容。各地区要结合实际健全领导推进工作机制，研究制定实施方案，逐项抓好任务落实。各相关部门要按照职责分工，将预防为主、防病在先融入各项政策举措中，研究具体政策措施，推动落实重点任务。

（二）动员各方广泛参与

凝聚全社会力量，形成健康促进的强大合力。鼓励个人和家庭积极参与"健康中国行动"，落实个人健康责任，养成健康生活方式。各单位特别是各学校、各社区（村）要充分挖掘和利用自身资源，积极开展"健康细胞工程"建设，创造健康支持性环境。鼓励企业研发生产符合健康需求的产品，增加健康产品供给，国有企业特别是中央企业要作出表率。鼓励社会捐资，依托社会力量依法成立健康中国行动基金会，形成资金来源多元化的保障机制。鼓励金融机构创新健康类产品和服务。卫生健康相关行业学会、协会和群团组织以及其他社会组织要充分发挥作用，指导、组织健康促进和健康科普工作。

（三）健全支撑体系

加强公共卫生体系建设和人才培养，提高疾病防治和应急处置能力。加强财政支持，强化资金统筹，优化资源配置，提高基本公共卫生服务项目、重大公共卫生服务项目资金使用的针对性和有效性。加强科技支撑，开展一批影响健康因素和疑难重症诊疗攻关重大课题研究，国家科技重大专项、重点研发计划要给予支持。完善相关法律法规体系，开展健康政策审查，保障各项任务落实和目标实现。强化信息支撑，推动部门和区域间共享健康相关信息。

（四）注重宣传引导

采取多种形式，强化舆论宣传，及时发布政策解读，回应社会关切。设立"健康中国行动"专题网站，大力宣传实施健康中国行动、促进全民健康的重大意义、目标任务和重大举措。编制群众喜闻乐见的解读材料和文艺作品，以有效方式引导群众了解和掌握必备健康知识，践行健康生活方式。加强科学引导和典型报道，增强社会的普遍认知，营造良好的社会氛围。

国务院

2019 年 6 月 24 日

附录3　《读懂健康环境促进行动》

健康中国行动推进委员会办公室于 2019 年 7 月 24 日在北京召开新闻发布会,解读"健康中国行动"之健康环境促进行动有关情况。

国家卫生健康委疾控局二级巡视员崔钢介绍了健康环境促进行动的主要内容,提出了 6 项行动目标,对个人和家庭提出"七要七不要"的健康建议,对社会发起"六加强六鼓励"的健康倡导,还明确了政府及部门要落实的七项具体工作。

崔钢表示,健康环境是人民群众健康的重要保障,在影响健康的因素中,环境因素占到 17%,对健康的影响已成为不容忽视的重要内容。接下来,健康环境促进行动重点围绕影响健康的空气、水、土壤等自然环境问题,室内污染等家居环境风险,道路交通伤害等社会环境危险因素,倡导政府、社会、家庭和个人共担建设健康环境的责任。

出席新闻发布会的还有中华预防医学会副秘书长刘霞,中国科学院院士、北京大学城市与环境学院教授陶澍,中国疾病预防控制中心环境所所长施小明,发布会由国家卫生健康委规划司发展规划处处长桂熠主持。

健康环境责任需要各方共担。

一、6 项行动目标

2 个行动性目标:

(1) 2022 年和 2030 年,居民饮用水水质达标情况将明显改善并持续改善。

（2）2022 年和 2030 年，居民环境与健康素养水平将分别达到 15% 及以上和 25% 及以上。

4 个倡导性目标：

（1）积极实施垃圾分类并及时清理，将固体废弃物主动投放到相应的回收地点及设施中。

（2）防治室内空气污染，倡导简约绿色装饰，做好室内油烟排风，提高家居环境水平。

（3）学校、医院、车站、大型商场、电影院等人员密集的地方应定期开展火灾、地震等自然灾害及突发事件的应急演练。

（4）提高自身健康防护意识和能力，学会识别常见的危险标识、化学品安全标签及环境保护图形标志。

二、对个人和家庭的健康建议："七要七不要"

七要

（1）提高环境与健康素养；

（2）要自觉维护环境卫生，抵制环境污染行为；

（3）倡导简约适度、绿色低碳、益于健康的生活方式；

（4）要关注和减少室（车）内空气污染；

（5）要做好户外健康防护；

（6）要尽量购买带有绿色标志的装饰装修材料、家具及节能标识的家电产品、家用化学品；

（7）要积极实施垃圾分类并及时清理，将固体废弃物（废电池、过期药品等）主动投放到相应的回收地点及设施中。

七不要

（1）尽量不要焚烧垃圾秸秆，少放或不放烟花爆竹，重污染天气时禁止露天烧烤；

（2）少购买使用塑料袋、一次性发泡塑料饭盒、塑料管等易造成污染的用品；

（3）少购买使用过度包装产品，不跟风购买更新换代快的电子产品；

（4）冬季设置温度不高于20℃，夏季设置温度不低于26℃；

（5）不要疲劳驾驶、超速行驶、酒后驾驶，减少交通事故的发生；

（6）不提倡在天然水域游泳，下雨时不宜在室外游泳和躲避雷电；

（7）不能将儿童单独留在卫生间、浴室及开放的水源边。

三、对社会发起的健康倡导："六加强六鼓励"

六加强

（1）要加强社区基础设施和生态环境建设，制定社区健康公约和社区健康守则等行为规范；

（2）要加强公共场所环境卫生监测和管理，如集中空调清洗、游泳场所消毒及时换水，张贴预防跌倒、触电、溺水等警示标识，预防意外事故；

（3）要加强企业安全生产主体责任落实，强化危险化学品全过程管理；

（4）要加强企业环保责任落实，管理维护好污染治理装置，污染物排放必须符合环保标准；

（5）要加强宣传和普及环境与健康基本理念、基本知识和基本技能；

（6）要加强火灾、地震等自然灾害及突发事件的应急演练和培训。

六鼓励

（1）鼓励社区大力开展讲卫生、树新风、除陋习活动；

（2）鼓励将文明健康生活方式纳入"五好文明家庭"评选标准；

（3）鼓励引导志愿者参与，指导社区居民形成健康生活方式；

（4）鼓励企业建立消费品有害物质限量披露及质量安全事故监测和报告制度；

（5）鼓励室内健身场所等公共场所安装空气净化装置，同时采用新风装置；

（6）鼓励用人单位充分考虑职工健康需要，为职工提供健康支持性环境。

四、政府及各部门要落实的七项具体工作

（1）制订健康社区、健康单位（企业）、健康学校等健康细胞工程建设规范和评价指标，打造卫生城镇升级版。

（2）逐步建立环境与健康的调查、监测和风险评估制度。加强与群众健康密切相关的饮用水、空气、土壤等环境健康影响监测与评价，开展环境污染与疾病关系、健康风险预警以及防护干预研究，加强伤害监测，采取有效措施防控环境污染相关疾病。

（3）普及环境健康知识，营造全社会都关心、参与环境健康的良好氛围。开展公民环境与健康素养提升和科普宣传工作。

（4）深入开展大气、水、土壤污染防治。加大饮用水工程设施投入、管理和维护，保障饮用水安全。加强城市公共安全基础设施建设，加大固体废弃物回收设施的投入，加强废弃物分类处置管理。

（5）组织实施交通安全生命防护工程，提高交通安全技术标准，加强交通安全隐患治理，减少交通伤害事件的发生。提高企业、医院、学校、大型商场、文体娱乐场所等人员密集区域防灾抗灾，以及应对突发事件的能力。完善医疗机构无障碍设施。

（6）强化重点领域质量安全监管。加强装饰装修材料、日用化学

品、儿童玩具和用品等消费品的安全性评价，完善产品伤害监测体系，加强消费品绿色安全认证，建立消费品质量安全事故的强制报告制度。

（7）加强环境污染对健康影响和健康防护攻关研究，着力研发一批关键核心技术，指导公众做好健康防护。

崔钢表示，健康环境关系到每个人，关系到全社会，不仅涉及我们日常生产生活的方方面面，而且涉及政府各相关部门、社会环境等方方面面的工作。我们要在党中央、国务院的领导下，各方共同动员起来、行动起来，使我们每个人都能够成为健康环境的倡导者、传播者和实践者，最后大家共同成为受益者。

当前国家高位推进污染防治攻坚战，在打好蓝天、碧水、净土三大攻坚战中，国家卫生健康委采取了哪些措施？从保护健康的角度来讲，在室内和公共场所方面，未来将会有哪些新的举措？

国家卫生健康委制定了《坚决打好污染防治攻坚战 全面加强环境与健康工作三年行动方案》，以加强环境与健康的工作。涉及我们落实的工作，主要是以下五个方面。

第一，重点加强与群众健康密切相关的饮用水、空气污染等环境健康影响的监测与评价。

第二，不断完善与环境健康因素重要相关的标准。目前国家卫生健康委正组织开展《生活饮用水卫生标准》《室内空气质量标准》的修订工作。从目前进度看，明年将公布更符合规范、更易于操作、更科学的标准，便于执法单位、执行单位遵照执行。

第三，强化环境与健康的科学支撑，推进大气重污染与治理方面的攻关研究。

第四，在一些重点地区开展环境与健康的专项调查。

第五，通过广泛开展爱国卫生运动和城乡环境卫生整治行动，来动员全社会积极参与，不断改善我们身边的生产生活环境。

下一步，国家卫生健康委将继续按照党中央的决策部署，抓好健康环境促进行动的组织落实，全面有序地推进环境与健康工作。主要从建立环境与健康调查监测与风险评估制度；强化外部空气"大环境"、公共场所"中环境"和生活工作"小环境"的健康工作；开展环境污染与疾病关系、健康风险预测预警及研究开发工作，做好科研成果的转化和综合利用；加强公众科普和宣传；推进医疗机构包括生活垃圾、医疗废弃物的分类管理和处理。

除了室外的空气污染外，大家也非常关心室内的空气污染，我们应该如何防止室内空气污染造成的危害呢？

最近这些年，大家对室外空气的关注度都很高，但对室内空气的认识仍然非常不足。前些年全国成人和儿童行为调查显示，大多数人每天有 22 小时以上是在室内度过的，所以，室内环境污染对人体的危害将更加严重。

室内空气污染可以从两个角度来看待，一是没有明显排出源，二是室内有排放源。当室内没有排出源的时候，室内空气主要受室外空气的影响，这个影响会超过一般人的想象。我们曾经检测过，在 2014 年发生的那场非常重的灰霾时，室外空气是 700 多个微克/立方米，室内空气检测的是 500 多微克/立方米，可见室内空气与室外空气是很接近的，而且关窗对此几乎没有效果。

更重要的室内空气污染是自身有排出源的情况，例如，比较熟悉的吸烟污染，室内装修造成的污染，还有做饭、炒菜的时候油烟也会排出很多污染物，城市居民对此更加关注。实际上，更多的室内污染源是来自固体燃烧，包括散煤、秸秆和薪柴。到现在为止，中国的农村，尤其是西北、西南和东北，还在大量使用生物质燃料做饭和取暖，包括华北地区的煤。它导致的结果一方面会影响室外空气质量，更直接的影响则是室内空气质量。另一方面，它比室内装修产生的甲醛危害更高。

农村居民整体对自我健康保护意识比较薄弱，对室内环境关注度较低。目前，"2 + 26 清洁取暖计划"已大幅改善农村地区的室内空气质量，减少很多健康危害因素。

"健康中国行动"中已明确提到，到 2020 年和 2030 年，居民环境与健康素养水平将分别达到 15% 及以上和 25% 及以上，请问应该如何发挥学会和专业机构在提升居民环境与健康素养及健康环境行动中的作用？

中华预防医学会是我国预防医学和公共卫生领域最大的科技社团。大家知道，预防是最经济、最有效的健康策略，而且这次"健康中国行动"也是凸显了"预防为主""关口前移"的工作方针。目前，中华预防医学会正从以下三个方面推动提升群众的环境与健康素养。

第一，加强组织动员，整合凝聚专家力量。2018 年学会成立了科普工作专家委员会，组建了一系列科普专家团队，每个分支机构也都明确了科普联络员，定期提交原创科普作品。在今后"健康中国战略"的实施当中，科技社团尤其是学会将发挥提供科普素材的支撑作用。

第二，丰富科普内容，加大科普宣传。中华预防医学会现已成立了 80 多个分支机构，有环境卫生分会、消毒分会、农村饮水与环境卫生专委会、媒介生物学及控制分会，还有医院感染控制分会、伤害预防控制专委会、呼吸疾病防控专委会、健康生活方式与社区卫生分会等分支机构，以及健康促进与教育分会和健康传播分会等。这些分支机构已开展了大量针对环境科普的宣传，下一步将充分整合这些分支机构的力量，提出权威、科学的环境健康基本理念、基本知识和基本技能，分类制定公众环境健康防护指南，供国家卫生健康委、健康中国等平台发布宣传。

第三，建立激励机制，激发科技工作者参与科普、创新科普的热情。中华预防医学会科学技术奖的科普奖于 2018 年设立，2019 年将开始评选第一批科普奖。

"健康中国行动"明确提出，2022年和2030年居民饮用水达标情况将明显改善并持续改善，请问目前的水质如何？卫生健康部门在保障饮水安全方面采取了哪些措施？

我国住建、水利、环保和卫生健康部门各负其责，新建集中供水设施、升级改造自来水厂工艺，加强水质的检测和监测，使我们城乡饮用水水质得到了很大的提升，基本上每年水质都有变化。从全国范围监测结果来看，我国饮用水总体是安全的，水质是好的。

目前卫生健康部门在保障饮水安全方面主要有以下五项工作。

第一，全国城乡饮用水卫生监测工作。我国从1992年就开始启动了全国农村饮用水监测网络，2007年开始建立全国城市的饮用水监测网络。目前全国31个省300多个地市2800多个区县，和超过95%的乡镇都已覆盖饮用水水质监测工作。

第二，在重点流域、重点地区开展生活饮用水当中新型的污染物，包括抗生素、全氟化合物、塑料微粒等专项调查。了解生活饮用水当中新型污染物的浓度水平和分布特征，开展健康风险评估，探索建立饮用水新型污染物的监测工作机制。

第三，饮用水标准制修订工作。目前生活饮用水的卫生标准是2006年修订的，2019年3月，国家卫生健康委联合有关部委启动了新一轮标准修订工作，新的标准将在2020年发布。

第四，宣教工作指导公众健康饮水和健康用水。节约用水、喝开水、洗手和鼓励居民使用净水器是主要方面。

第五，洪涝灾害频发涉及饮水安全和水源地的安全保障等，都是在洪涝灾害卫生应急过程当中卫生健康部门的重点工作。国家卫生健康委和CDC编制了关于洪涝灾害、关于水污染事件的技术指南，用于指导各地的工作。

附录4　《中华人民共和国基本医疗卫生与健康促进法》

（2019 年 12 月 28 日第十三届全国人民代表大会
常务委员会第十五次会议通过）

目　录

第一章　总则

第一条　为了发展医疗卫生与健康事业，保障公民享有基本医疗卫生服务，提高公民健康水平，推进健康中国建设，根据宪法，制定本法。

第二条　从事医疗卫生、健康促进及其监督管理活动，适用本法。

第三条　医疗卫生与健康事业应当坚持以人民为中心，为人民健康服务。

医疗卫生事业应当坚持公益性原则。

第四条 国家和社会尊重、保护公民的健康权。

国家实施健康中国战略，普及健康生活，优化健康服务，完善健康保障，建设健康环境，发展健康产业，提升公民全生命周期健康水平。

国家建立健康教育制度，保障公民获得健康教育的权利，提高公民的健康素养。

第五条 公民依法享有从国家和社会获得基本医疗卫生服务的权利。

国家建立基本医疗卫生制度，建立健全医疗卫生服务体系，保护和实现公民获得基本医疗卫生服务的权利。

第六条 各级人民政府应当把人民健康放在优先发展的战略地位，将健康理念融入各项政策，坚持预防为主，完善健康促进工作体系，组织实施健康促进的规划和行动，推进全民健身，建立健康影响评估制度，将公民主要健康指标改善情况纳入政府目标责任考核。

全社会应当共同关心和支持医疗卫生与健康事业的发展。

第七条 国务院和地方各级人民政府领导医疗卫生与健康促进工作。

国务院卫生健康主管部门负责统筹协调全国医疗卫生与健康促进工作。国务院其他有关部门在各自职责范围内负责有关的医疗卫生与健康促进工作。

县级以上地方人民政府卫生健康主管部门负责统筹协调本行政区域医疗卫生与健康促进工作。县级以上地方人民政府其他有关部门在各自职责范围内负责有关的医疗卫生与健康促进工作。

第八条 国家加强医学基础科学研究，鼓励医学科学技术创新，支持临床医学发展，促进医学科技成果的转化和应用，推进医疗卫生与信息技术融合发展，推广医疗卫生适宜技术，提高医疗卫生服务质量。

国家发展医学教育，完善适应医疗卫生事业发展需要的医学教育体系，大力培养医疗卫生人才。

第九条 国家大力发展中医药事业，坚持中西医并重、传承与创新相结合，发挥中医药在医疗卫生与健康事业中的独特作用。

第十条 国家合理规划和配置医疗卫生资源，以基层为重点，采取多种措施优先支持县级以下医疗卫生机构发展，提高其医疗卫生服务能力。

第十一条 国家加大对医疗卫生与健康事业的财政投入，通过增加转移支付等方式重点扶持革命老区、民族地区、边疆地区和经济欠发达地区发展医疗卫生与健康事业。

第十二条 国家鼓励和支持公民、法人和其他组织通过依法举办机构和捐赠、资助等方式，参与医疗卫生与健康事业，满足公民多样化、差异化、个性化健康需求。

公民、法人和其他组织捐赠财产用于医疗卫生与健康事业的，依法享受税收优惠。

第十三条 对在医疗卫生与健康事业中作出突出贡献的组织和个人，按照国家规定给予表彰、奖励。

第十四条 国家鼓励和支持医疗卫生与健康促进领域的对外交流合作。

开展医疗卫生与健康促进对外交流合作活动，应当遵守法律、法规，维护国家主权、安全和社会公共利益。

第二章 基本医疗卫生服务

第十五条 基本医疗卫生服务，是指维护人体健康所必需、与经济社会发展水平相适应、公民可公平获得的，采用适宜药物、适宜技术、适宜设备提供的疾病预防、诊断、治疗、护理和康复等服务。

基本医疗卫生服务包括基本公共卫生服务和基本医疗服务。基本公共卫生服务由国家免费提供。

第十六条 国家采取措施，保障公民享有安全有效的基本公共卫生服务，控制影响健康的危险因素，提高疾病的预防控制水平。

国家基本公共卫生服务项目由国务院卫生健康主管部门会同国务院财政部门、中医药主管部门等共同确定。

省、自治区、直辖市人民政府可以在国家基本公共卫生服务项目基础上，补充确定本行政区域的基本公共卫生服务项目，并报国务院卫生健康主管部门备案。

第十七条 国务院和省、自治区、直辖市人民政府可以将针对重点地区、重点疾病和特定人群的服务内容纳入基本公共卫生服务项目并组织实施。

县级以上地方人民政府针对本行政区域重大疾病和主要健康危险因素，开展专项防控工作。

第十八条 县级以上人民政府通过举办专业公共卫生机构、基层医疗卫生机构和医院，或者从其他医疗卫生机构购买服务的方式提供基本公共卫生服务。

第十九条 国家建立健全突发事件卫生应急体系，制定和完善应急预案，组织开展突发事件的医疗救治、卫生学调查处置和心理援助等卫生应急工作，有效控制和消除危害。

第二十条 国家建立传染病防控制度，制定传染病防治规划并组织实施，加强传染病监测预警，坚持预防为主、防治结合、联防联控、群防群控、源头防控、综合治理，阻断传播途径，保护易感人群，降低传染病的危害。

任何组织和个人应当接受、配合医疗卫生机构为预防、控制、消除传染病危害依法采取的调查、检验、采集样本、隔离治疗、医学观察等措施。

第二十一条 国家实行预防接种制度，加强免疫规划工作。居民有依法接种免疫规划疫苗的权利和义务。政府向居民免费提供免疫规划疫苗。

第二十二条 国家建立慢性非传染性疾病防控与管理制度，对慢性非传染性疾病及其致病危险因素开展监测、调查和综合防控干预，及时发现高危人群，为患者和高危人群提供诊疗、早期干预、随访管理和健康教育等服务。

第二十三条 国家加强职业健康保护。县级以上人民政府应当制定职业病防治规划，建立健全职业健康工作机制，加强职业健康监督管理，提高职业病综合防治能力和水平。

用人单位应当控制职业病危害因素，采取工程技术、个体防护和健康管理等综合治理措施，改善工作环境和劳动条件。

第二十四条 国家发展妇幼保健事业，建立健全妇幼健康服务体系，为妇女、儿童提供保健及常见病防治服务，保障妇女、儿童健康。

国家采取措施，为公民提供婚前保健、孕产期保健等服务，促进生殖健康，预防出生缺陷。

第二十五条 国家发展老年人保健事业。国务院和省、自治区、直辖市人民政府应当将老年人健康管理和常见病预防等纳入基本公共卫生服务项目。

第二十六条 国家发展残疾预防和残疾人康复事业，完善残疾预防和残疾人康复及其保障体系，采取措施为残疾人提供基本康复服务。

县级以上人民政府应当优先开展残疾儿童康复工作，实行康复与教育相结合。

第二十七条 国家建立健全院前急救体系，为急危重症患者提供及时、规范、有效的急救服务。

卫生健康主管部门、红十字会等有关部门、组织应当积极开展急救培训，普及急救知识，鼓励医疗卫生人员、经过急救培训的人员积极参与公共场所急救服务。公共场所应当按照规定配备必要的急救设备、设施。

急救中心（站）不得以未付费为由拒绝或者拖延为急危重症患者提供急救服务。

第二十八条　国家发展精神卫生事业，建设完善精神卫生服务体系，维护和增进公民心理健康，预防、治疗精神障碍。

国家采取措施，加强心理健康服务体系和人才队伍建设，促进心理健康教育、心理评估、心理咨询与心理治疗服务的有效衔接，设立为公众提供公益服务的心理援助热线，加强未成年人、残疾人和老年人等重点人群心理健康服务。

第二十九条　基本医疗服务主要由政府举办的医疗卫生机构提供。鼓励社会力量举办的医疗卫生机构提供基本医疗服务。

第三十条　国家推进基本医疗服务实行分级诊疗制度，引导非急诊患者首先到基层医疗卫生机构就诊，实行首诊负责制和转诊审核责任制，逐步建立基层首诊、双向转诊、急慢分治、上下联动的机制，并与基本医疗保险制度相衔接。

县级以上地方人民政府根据本行政区域医疗卫生需求，整合区域内政府举办的医疗卫生资源，因地制宜建立医疗联合体等协同联动的医疗服务合作机制。鼓励社会力量举办的医疗卫生机构参与医疗服务合作机制。

第三十一条　国家推进基层医疗卫生机构实行家庭医生签约服务，建立家庭医生服务团队，与居民签订协议，根据居民健康状况和医疗需求提供基本医疗卫生服务。

第三十二条　公民接受医疗卫生服务，对病情、诊疗方案、医疗风险、医疗费用等事项依法享有知情同意的权利。

需要实施手术、特殊检查、特殊治疗的，医疗卫生人员应当及时向患者说明医疗风险、替代医疗方案等情况，并取得其同意；不能或者不宜向患者说明的，应当向患者的近亲属说明，并取得其同意。法律另有规定的，依照其规定。

开展药物、医疗器械临床试验和其他医学研究应当遵守医学伦理规范，依法通过伦理审查，取得知情同意。

第三十三条　公民接受医疗卫生服务，应当受到尊重。医疗卫生机构、医疗卫生人员应当关心爱护、平等对待患者，尊重患者人格尊严，保护患者隐私。

公民接受医疗卫生服务，应当遵守诊疗制度和医疗卫生服务秩序，尊重医疗卫生人员。

第三章　医疗卫生机构

第三十四条　国家建立健全由基层医疗卫生机构、医院、专业公共卫生机构等组成的城乡全覆盖、功能互补、连续协同的医疗卫生服务体系。

国家加强县级医院、乡镇卫生院、村卫生室、社区卫生服务中心（站）和专业公共卫生机构等的建设，建立健全农村医疗卫生服务网络和城市社区卫生服务网络。

第三十五条　基层医疗卫生机构主要提供预防、保健、健康教育、疾病管理，为居民建立健康档案，常见病、多发病的诊疗以及部分疾病的康复、护理，接收医院转诊患者，向医院转诊超出自身服务能力的患者等基本医疗卫生服务。

医院主要提供疾病诊治，特别是急危重症和疑难病症的诊疗，突发事件医疗处置和救援以及健康教育等医疗卫生服务，并开展医学教育、医疗卫生人员培训、医学科学研究和对基层医疗卫生机构的业务指导等工作。

专业公共卫生机构主要提供传染病、慢性非传染性疾病、职业病、地方病等疾病预防控制和健康教育、妇幼保健、精神卫生、院前急救、采供血、食品安全风险监测评估、出生缺陷防治等公共卫生服务。

第三十六条 各级各类医疗卫生机构应当分工合作，为公民提供预防、保健、治疗、护理、康复、安宁疗护等全方位全周期的医疗卫生服务。

各级人民政府采取措施支持医疗卫生机构与养老机构、儿童福利机构、社区组织建立协作机制，为老年人、孤残儿童提供安全、便捷的医疗和健康服务。

第三十七条 县级以上人民政府应当制定并落实医疗卫生服务体系规划，科学配置医疗卫生资源，举办医疗卫生机构，为公民获得基本医疗卫生服务提供保障。

政府举办医疗卫生机构，应当考虑本行政区域人口、经济社会发展状况、医疗卫生资源、健康危险因素、发病率、患病率以及紧急救治需求等情况。

第三十八条 举办医疗机构，应当具备下列条件，按照国家有关规定办理审批或者备案手续：

（一）有符合规定的名称、组织机构和场所；

（二）有与其开展的业务相适应的经费、设施、设备和医疗卫生人员；

（三）有相应的规章制度；

（四）能够独立承担民事责任；

（五）法律、行政法规规定的其他条件。

医疗机构依法取得执业许可证。禁止伪造、变造、买卖、出租、出借医疗机构执业许可证。

各级各类医疗卫生机构的具体条件和配置应当符合国务院卫生

健康主管部门制定的医疗卫生机构标准。

第三十九条 国家对医疗卫生机构实行分类管理。

医疗卫生服务体系坚持以非营利性医疗卫生机构为主体、营利性医疗卫生机构为补充。政府举办非营利性医疗卫生机构，在基本医疗卫生事业中发挥主导作用，保障基本医疗卫生服务公平可及。

以政府资金、捐赠资产举办或者参与举办的医疗卫生机构不得设立为营利性医疗卫生机构。

医疗卫生机构不得对外出租、承包医疗科室。非营利性医疗卫生机构不得向出资人、举办者分配或者变相分配收益。

第四十条 政府举办的医疗卫生机构应当坚持公益性质，所有收支均纳入预算管理，按照医疗卫生服务体系规划合理设置并控制规模。

国家鼓励政府举办的医疗卫生机构与社会力量合作举办非营利性医疗卫生机构。

政府举办的医疗卫生机构不得与其他组织投资设立非独立法人资格的医疗卫生机构，不得与社会资本合作举办营利性医疗卫生机构。

第四十一条 国家采取多种措施，鼓励和引导社会力量依法举办医疗卫生机构，支持和规范社会力量举办的医疗卫生机构与政府举办的医疗卫生机构开展多种类型的医疗业务、学科建设、人才培养等合作。

社会力量举办的医疗卫生机构在基本医疗保险定点、重点专科建设、科研教学、等级评审、特定医疗技术准入、医疗卫生人员职称评定等方面享有与政府举办的医疗卫生机构同等的权利。

社会力量可以选择设立非营利性或者营利性医疗卫生机构。社会力量举办的非营利性医疗卫生机构按照规定享受与政府举办的医疗卫生机构同等的税收、财政补助、用地、用水、用电、用气、用热等政策，并依法接受监督管理。

第四十二条　国家以建成的医疗卫生机构为基础，合理规划与设置国家医学中心和国家、省级区域性医疗中心，诊治疑难重症，研究攻克重大医学难题，培养高层次医疗卫生人才。

第四十三条　医疗卫生机构应当遵守法律、法规、规章，建立健全内部质量管理和控制制度，对医疗卫生服务质量负责。

医疗卫生机构应当按照临床诊疗指南、临床技术操作规范和行业标准以及医学伦理规范等有关要求，合理进行检查、用药、诊疗，加强医疗卫生安全风险防范，优化服务流程，持续改进医疗卫生服务质量。

第四十四条　国家对医疗卫生技术的临床应用进行分类管理，对技术难度大、医疗风险高，服务能力、人员专业技术水平要求较高的医疗卫生技术实行严格管理。

医疗卫生机构开展医疗卫生技术临床应用，应当与其功能任务相适应，遵循科学、安全、规范、有效、经济的原则，并符合伦理。

第四十五条　国家建立权责清晰、管理科学、治理完善、运行高效、监督有力的现代医院管理制度。

医院应当制定章程，建立和完善法人治理结构，提高医疗卫生服务能力和运行效率。

第四十六条　医疗卫生机构执业场所是提供医疗卫生服务的公共场所，任何组织或者个人不得扰乱其秩序。

第四十七条　国家完善医疗风险分担机制，鼓励医疗机构参加医疗责任保险或者建立医疗风险基金，鼓励患者参加医疗意外保险。

第四十八条　国家鼓励医疗卫生机构不断改进预防、保健、诊断、治疗、护理和康复的技术、设备与服务，支持开发适合基层和边远地区应用的医疗卫生技术。

第四十九条　国家推进全民健康信息化，推动健康医疗大数据、人工智能等的应用发展，加快医疗卫生信息基础设施建设，制定健康医疗数据采集、存储、分析和应用的技术标准，运用信息技术促进优质医疗卫生资源的普及与共享。

县级以上人民政府及其有关部门应当采取措施，推进信息技术在医疗卫生领域和医学教育中的应用，支持探索发展医疗卫生服务新模式、新业态。

国家采取措施，推进医疗卫生机构建立健全医疗卫生信息交流和信息安全制度，应用信息技术开展远程医疗服务，构建线上线下一体化医疗服务模式。

第五十条　发生自然灾害、事故灾难、公共卫生事件和社会安全事件等严重威胁人民群众生命健康的突发事件时，医疗卫生机构、医疗卫生人员应当服从政府部门的调遣，参与卫生应急处置和医疗救治。对致病、致残、死亡的参与人员，按照规定给予工伤或者抚恤、烈士褒扬等相关待遇。

第四章　医疗卫生人员

第五十一条　医疗卫生人员应当弘扬敬佑生命、救死扶伤、甘于奉献、大爱无疆的崇高职业精神，遵守行业规范，恪守医德，努力提高专业水平和服务质量。

医疗卫生行业组织、医疗卫生机构、医学院校应当加强对医疗卫生人员的医德医风教育。

第五十二条　国家制定医疗卫生人员培养规划，建立适应行业特点和社会需求的医疗卫生人员培养机制和供需平衡机制，完善医学院校教育、毕业后教育和继续教育体系，建立健全住院医师、专科医师规范化培训制度，建立规模适宜、结构合理、分布均衡的医疗卫生队伍。

国家加强全科医生的培养和使用。全科医生主要提供常见病、多发病的诊疗和转诊、预防、保健、康复以及慢性病管理、健康管理等服务。

第五十三条 国家对医师、护士等医疗卫生人员依法实行执业注册制度。医疗卫生人员应当依法取得相应的职业资格。

第五十四条 医疗卫生人员应当遵循医学科学规律，遵守有关临床诊疗技术规范和各项操作规范以及医学伦理规范，使用适宜技术和药物，合理诊疗，因病施治，不得对患者实施过度医疗。

医疗卫生人员不得利用职务之便索要、非法收受财物或者牟取其他不正当利益。

第五十五条 国家建立健全符合医疗卫生行业特点的人事、薪酬、奖励制度，体现医疗卫生人员职业特点和技术劳动价值。

对从事传染病防治、放射医学和精神卫生工作以及其他在特殊岗位工作的医疗卫生人员，应当按照国家规定给予适当的津贴。津贴标准应当定期调整。

第五十六条 国家建立医疗卫生人员定期到基层和艰苦边远地区从事医疗卫生工作制度。

国家采取定向免费培养、对口支援、退休返聘等措施，加强基层和艰苦边远地区医疗卫生队伍建设。

执业医师晋升为副高级技术职称的，应当有累计一年以上在县级以下或者对口支援的医疗卫生机构提供医疗卫生服务的经历。

对在基层和艰苦边远地区工作的医疗卫生人员，在薪酬津贴、职称评定、职业发展、教育培训和表彰奖励等方面实行优惠待遇。

国家加强乡村医疗卫生队伍建设，建立县乡村上下贯通的职业发展机制，完善对乡村医疗卫生人员的服务收入多渠道补助机制和养老政策。

第五十七条 全社会应当关心、尊重医疗卫生人员，维护良好安全的医疗卫生服务秩序，共同构建和谐医患关系。

医疗卫生人员的人身安全、人格尊严不受侵犯，其合法权益受法律保护。禁止任何组织或者个人威胁、危害医疗卫生人员人身安全，侵犯医疗卫生人员人格尊严。

国家采取措施，保障医疗卫生人员执业环境。

第五章 药品供应保障

第五十八条 国家完善药品供应保障制度，建立工作协调机制，保障药品的安全、有效、可及。

第五十九条 国家实施基本药物制度，遴选适当数量的基本药物品种，满足疾病防治基本用药需求。

国家公布基本药物目录，根据药品临床应用实践、药品标准变化、药品新上市情况等，对基本药物目录进行动态调整。

基本药物按照规定优先纳入基本医疗保险药品目录。

国家提高基本药物的供给能力，强化基本药物质量监管，确保基本药物公平可及、合理使用。

第六十条 国家建立健全以临床需求为导向的药品审评审批制度，支持临床急需药品、儿童用药品和防治罕见病、重大疾病等药品的研制、生产，满足疾病防治需求。

第六十一条 国家建立健全药品研制、生产、流通、使用全过程追溯制度，加强药品管理，保证药品质量。

第六十二条 国家建立健全药品价格监测体系，开展成本价格调查，加强药品价格监督检查，依法查处价格垄断、价格欺诈、不正当竞争等违法行为，维护药品价格秩序。

国家加强药品分类采购管理和指导。参加药品采购投标的投标人不得以低于成本的报价竞标，不得以欺诈、串通投标、滥用市场支配地位等方式竞标。

第六十三条 国家建立中央与地方两级医药储备，用于保障重大灾情、疫情及其他突发事件等应急需要。

第六十四条 国家建立健全药品供求监测体系，及时收集和汇总分析药品供求信息，定期公布药品生产、流通、使用等情况。

第六十五条　国家加强对医疗器械的管理，完善医疗器械的标准和规范，提高医疗器械的安全有效水平。

国务院卫生健康主管部门和省、自治区、直辖市人民政府卫生健康主管部门应当根据技术的先进性、适宜性和可及性，编制大型医用设备配置规划，促进区域内医用设备合理配置、充分共享。

第六十六条　国家加强中药的保护与发展，充分体现中药的特色和优势，发挥其在预防、保健、医疗、康复中的作用。

第六章　健康促进

第六十七条　各级人民政府应当加强健康教育工作及其专业人才培养，建立健康知识和技能核心信息发布制度，普及健康科学知识，向公众提供科学、准确的健康信息。

医疗卫生、教育、体育、宣传等机构、基层群众性自治组织和社会组织应当开展健康知识的宣传和普及。医疗卫生人员在提供医疗卫生服务时，应当对患者开展健康教育。新闻媒体应当开展健康知识的公益宣传。健康知识的宣传应当科学、准确。

第六十八条　国家将健康教育纳入国民教育体系。学校应当利用多种形式实施健康教育，普及健康知识、科学健身知识、急救知识和技能，提高学生主动防病的意识，培养学生良好的卫生习惯和健康的行为习惯，减少、改善学生近视、肥胖等不良健康状况。

学校应当按照规定开设体育与健康课程，组织学生开展广播体操、眼保健操、体能锻炼等活动。

学校按照规定配备校医，建立和完善卫生室、保健室等。

县级以上人民政府教育主管部门应当按照规定将学生体质健康水平纳入学校考核体系。

第六十九条　公民是自己健康的第一责任人，树立和践行对自己健康负责的健康管理理念，主动学习健康知识，提高健康素养，加强健康管理。倡导家庭成员相互关爱，形成符合自身和家庭特点的健康生活方式。

公民应当尊重他人的健康权利和利益，不得损害他人健康和社会公共利益。

第七十条　国家组织居民健康状况调查和统计，开展体质监测，对健康绩效进行评估，并根据评估结果制定、完善与健康相关的法律、法规、政策和规划。

第七十一条　国家建立疾病和健康危险因素监测、调查和风险评估制度。县级以上人民政府及其有关部门针对影响健康的主要问题，组织开展健康危险因素研究，制定综合防治措施。

国家加强影响健康的环境问题预防和治理，组织开展环境质量对健康影响的研究，采取措施预防和控制与环境问题有关的疾病。

第七十二条　国家大力开展爱国卫生运动，鼓励和支持开展"爱国卫生月"等群众性卫生与健康活动，依靠和动员群众控制和消除健康危险因素，改善环境卫生状况，建设健康城市、健康村镇、健康社区。

第七十三条　国家建立科学、严格的食品、饮用水安全监督管理制度，提高安全水平。

第七十四条　国家建立营养状况监测制度，实施经济欠发达地区、重点人群营养干预计划，开展未成年人和老年人营养改善行动，倡导健康饮食习惯，减少不健康饮食引起的疾病风险。

第七十五条　国家发展全民健身事业，完善覆盖城乡的全民健身公共服务体系，加强公共体育设施建设，组织开展和支持全民健身活动，加强全民健身指导服务，普及科学健身知识和方法。

国家鼓励单位的体育场地设施向公众开放。

第七十六条　国家制定并实施未成年人、妇女、老年人、残疾人等的健康工作计划，加强重点人群健康服务。

国家推动长期护理保障工作，鼓励发展长期护理保险。

第七十七条 国家完善公共场所卫生管理制度。县级以上人民政府卫生健康等主管部门应当加强对公共场所的卫生监督。公共场所卫生监督信息应当依法向社会公开。

公共场所经营单位应当建立健全并严格实施卫生管理制度，保证其经营活动持续符合国家对公共场所的卫生要求。

第七十八条 国家采取措施，减少吸烟对公民健康的危害。

公共场所控制吸烟，强化监督执法。

烟草制品包装应当印制带有说明吸烟危害的警示。

禁止向未成年人出售烟酒。

第七十九条 用人单位应当为职工创造有益于健康的环境和条件，严格执行劳动安全卫生等相关规定，积极组织职工开展健身活动，保护职工健康。

国家鼓励用人单位开展职工健康指导工作。

国家提倡用人单位为职工定期开展健康检查。法律、法规对健康检查有规定的，依照其规定。

第七章　资金保障

第八十条 各级人民政府应当切实履行发展医疗卫生与健康事业的职责，建立与经济社会发展、财政状况和健康指标相适应的医疗卫生与健康事业投入机制，将医疗卫生与健康促进经费纳入本级政府预算，按照规定主要用于保障基本医疗服务、公共卫生服务、基本医疗保障和政府举办的医疗卫生机构建设和运行发展。

第八十一条 县级以上人民政府通过预算、审计、监督执法、社会监督等方式，加强资金的监督管理。

第八十二条 基本医疗服务费用主要由基本医疗保险基金和个人支付。国家依法多渠道筹集基本医疗保险基金，逐步完善基本医疗保险可持续筹资和保障水平调整机制。

公民有依法参加基本医疗保险的权利和义务。用人单位和职工按照国家规定缴纳职工基本医疗保险费。城乡居民按照规定缴纳城乡居民基本医疗保险费。

第八十三条　国家建立以基本医疗保险为主体，商业健康保险、医疗救助、职工互助医疗和医疗慈善服务等为补充的、多层次的医疗保障体系。

国家鼓励发展商业健康保险，满足人民群众多样化健康保障需求。

国家完善医疗救助制度，保障符合条件的困难群众获得基本医疗服务。

第八十四条　国家建立健全基本医疗保险经办机构与协议定点医疗卫生机构之间的协商谈判机制，科学合理确定基本医疗保险基金支付标准和支付方式，引导医疗卫生机构合理诊疗，促进患者有序流动，提高基本医疗保险基金使用效益。

第八十五条　基本医疗保险基金支付范围由国务院医疗保障主管部门组织制定，并应当听取国务院卫生健康主管部门、中医药主管部门、药品监督管理部门、财政部门等的意见。

省、自治区、直辖市人民政府可以按照国家有关规定，补充确定本行政区域基本医疗保险基金支付的具体项目和标准，并报国务院医疗保障主管部门备案。

国务院医疗保障主管部门应当对纳入支付范围的基本医疗保险药品目录、诊疗项目、医疗服务设施标准等组织开展循证医学和经济性评价，并应当听取国务院卫生健康主管部门、中医药主管部门、药品监督管理部门、财政部门等有关方面的意见。评价结果应当作为调整基本医疗保险基金支付范围的依据。

第八章　监督管理

第八十六条　国家建立健全机构自治、行业自律、政府监管、社会监督相结合的医疗卫生综合监督管理体系。

县级以上人民政府卫生健康主管部门对医疗卫生行业实行属地化、全行业监督管理。

第八十七条 县级以上人民政府医疗保障主管部门应当提高医疗保障监管能力和水平，对纳入基本医疗保险基金支付范围的医疗服务行为和医疗费用加强监督管理，确保基本医疗保险基金合理使用、安全可控。

第八十八条 县级以上人民政府应当组织卫生健康、医疗保障、药品监督管理、发展改革、财政等部门建立沟通协商机制，加强制度衔接和工作配合，提高医疗卫生资源使用效率和保障水平。

第八十九条 县级以上人民政府应当定期向本级人民代表大会或者其常务委员会报告基本医疗卫生与健康促进工作，依法接受监督。

第九十条 县级以上人民政府有关部门未履行医疗卫生与健康促进工作相关职责的，本级人民政府或者上级人民政府有关部门应当对其主要负责人进行约谈。

地方人民政府未履行医疗卫生与健康促进工作相关职责的，上级人民政府应当对其主要负责人进行约谈。

被约谈的部门和地方人民政府应当立即采取措施，进行整改。

约谈情况和整改情况应当纳入有关部门和地方人民政府工作评议、考核记录。

第九十一条 县级以上地方人民政府卫生健康主管部门应当建立医疗卫生机构绩效评估制度，组织对医疗卫生机构的服务质量、医疗技术、药品和医用设备使用等情况进行评估。评估应当吸收行业组织和公众参与。评估结果应当以适当方式向社会公开，作为评价医疗卫生机构和卫生监管的重要依据。

第九十二条 国家保护公民个人健康信息，确保公民个人健康信息安全。任何组织或者个人不得非法收集、使用、加工、传输公民个人健康信息，不得非法买卖、提供或者公开公民个人健康信息。

第九十三条 县级以上人民政府卫生健康主管部门、医疗保障主管部门应当建立医疗卫生机构、人员等信用记录制度，纳入全国信用信息共享平台，按照国家规定实施联合惩戒。

第九十四条 县级以上地方人民政府卫生健康主管部门及其委托的卫生健康监督机构，依法开展本行政区域医疗卫生等行政执法工作。

第九十五条 县级以上人民政府卫生健康主管部门应当积极培育医疗卫生行业组织，发挥其在医疗卫生与健康促进工作中的作用，支持其参与行业管理规范、技术标准制定和医疗卫生评价、评估、评审等工作。

第九十六条 国家建立医疗纠纷预防和处理机制，妥善处理医疗纠纷，维护医疗秩序。

第九十七条 国家鼓励公民、法人和其他组织对医疗卫生与健康促进工作进行社会监督。

任何组织和个人对违反本法规定的行为，有权向县级以上人民政府卫生健康主管部门和其他有关部门投诉、举报。

第九章　法律责任

第九十八条 违反本法规定，地方各级人民政府、县级以上人民政府卫生健康主管部门和其他有关部门，滥用职权、玩忽职守、徇私舞弊的，对直接负责的主管人员和其他直接责任人员依法给予处分。

第九十九条 违反本法规定，未取得医疗机构执业许可证擅自执业的，由县级以上人民政府卫生健康主管部门责令停止执业活动，没收违法所得和药品、医疗器械，并处违法所得五倍以上二十倍以下的罚款，违法所得不足一万元的，按一万元计算。

违反本法规定，伪造、变造、买卖、出租、出借医疗机构执业许可证的，由县级以上人民政府卫生健康主管部门责令改正，没收违法所得，并处违法所得五倍以上十五倍以下的罚款，违法所得不足一万元的，按一万元计算；情节严重的，吊销医疗机构执业许可证。

第一百条　违反本法规定，有下列行为之一的，由县级以上人民政府卫生健康主管部门责令改正，没收违法所得，并处违法所得两倍以上十倍以下的罚款，违法所得不足一万元的，按一万元计算；对直接负责的主管人员和其他直接责任人员依法给予处分：

（一）政府举办的医疗卫生机构与其他组织投资设立非独立法人资格的医疗卫生机构；

（二）医疗卫生机构对外出租、承包医疗科室；

（三）非营利性医疗卫生机构向出资人、举办者分配或者变相分配收益。

第一百零一条　违反本法规定，医疗卫生机构等的医疗信息安全制度、保障措施不健全，导致医疗信息泄露，或者医疗质量管理和医疗技术管理制度、安全措施不健全的，由县级以上人民政府卫生健康等主管部门责令改正，给予警告，并处一万元以上五万元以下的罚款；情节严重的，可以责令停止相应执业活动，对直接负责的主管人员和其他直接责任人员依法追究法律责任。

第一百零二条　违反本法规定，医疗卫生人员有下列行为之一的，由县级以上人民政府卫生健康主管部门依照有关执业医师、护士管理和医疗纠纷预防处理等法律、行政法规的规定给予行政处罚：

（一）利用职务之便索要、非法收受财物或者牟取其他不正当利益；

（二）泄露公民个人健康信息；

（三）在开展医学研究或提供医疗卫生服务过程中，未按照规定履行告知义务或者违反医学伦理规范。

前款规定的人员属于政府举办的医疗卫生机构中的人员的，依法给予处分。

第一百零三条　违反本法规定，参加药品采购投标的投标人以低于成本的报价竞标，或者以欺诈、串通投标、滥用市场支配地位等方式竞标的，由县级以上人民政府医疗保障主管部门责令改正，没收违法所得；中标的，中标无效，处中标项目金额千分之五以上千分之十以下的罚款，对法定代表人、主要负责人、直接负责的主管人员和其他责任人员处对单位罚款数额百分之五以上百分之十以下的罚款；情节严重的，取消其两年至五年内参加药品采购投标的资格并予以公告。

第一百零四条　违反本法规定，以欺诈、伪造证明材料或者其他手段骗取基本医疗保险待遇，或者基本医疗保险经办机构以及医疗机构、药品经营单位等以欺诈、伪造证明材料或者其他手段骗取基本医疗保险基金支出的，由县级以上人民政府医疗保障主管部门依照有关社会保险的法律、行政法规规定给予行政处罚。

第一百零五条　违反本法规定，扰乱医疗卫生机构执业场所秩序，威胁、危害医疗卫生人员人身安全，侵犯医疗卫生人员人格尊严，非法收集、使用、加工、传输公民个人健康信息，非法买卖、提供或者公开公民个人健康信息等，构成违反治安管理行为的，依法给予治安管理处罚。

第一百零六条　违反本法规定，构成犯罪的，依法追究刑事责任；造成人身、财产损害的，依法承担民事责任。

第十章　附则

第一百零七条　本法中下列用语的含义：

（一）主要健康指标，是指人均预期寿命、孕产妇死亡率、婴儿死亡率、五岁以下儿童死亡率等。

（二）医疗卫生机构，是指基层医疗卫生机构、医院和专业公共卫生机构等。

（三）基层医疗卫生机构，是指乡镇卫生院、社区卫生服务中心（站）、村卫生室、医务室、门诊部和诊所等。

（四）专业公共卫生机构，是指疾病预防控制中心、专科疾病防治机构、健康教育机构、急救中心（站）和血站等。

（五）医疗卫生人员，是指执业医师、执业助理医师、注册护士、药师（士）、检验技师（士）、影像技师（士）和乡村医生等卫生专业人员。

（六）基本药物，是指满足疾病防治基本用药需求，适应现阶段基本国情和保障能力，剂型适宜，价格合理，能够保障供应，可公平获得的药品。

第一百零八条 省、自治区、直辖市和设区的市、自治州可以结合实际，制定本地方发展医疗卫生与健康事业的具体办法。

第一百零九条 中国人民解放军和中国人民武装警察部队的医疗卫生与健康促进工作，由国务院和中央军事委员会依照本法制定管理办法。

第一百一十条 本法自 2020 年 6 月 1 日起施行。

后　记

健康是一切幸福和美好生活的基础，也是社会文明进步的重要标志和理想状态。健康中国的建设，既要治病也要"治未病"。《黄帝内经》有云："圣人不治已病治未病。"由此可见，对于疾病应"未雨绸缪、防患未然"的重要性。健康中国不应是一个医疗的中国，也不是病人越来越多的中国，更不是医疗费用越来越高的中国，而应是以预防为主的中国，全面具有更高健康素养的中国！健康陕西建设是健康中国建设的重要组成部分。在建设健康中国背景下，认真开展健康中国、健康陕西的科学普及，无疑具有十分重要的意义。

本书是何得桂主持的陕西省社会科学界联合会 2019 年社科普及创作资助项目"健康陕西读本"（立项号：2019KPZP008）的最终成果。同时也要感谢陕西省卫生健康委、健康陕西建设办公室等单位对本项研究给予的有力支持！

何得桂主要负责书稿的顶层设计、研究框架、组织协调以及统稿工作。本书是集体智慧的结晶，离不开各位作者的通力合作。西北农林科技大学研究生徐榕、杨凌示范区医院副主任医师王翠玲协助何得桂做了不少编辑、校对工作。各章节撰写人员名单如下。

导言　没有全民健康就没有全面小康（何得桂）

第1章　"健康中国"战略与"健康陕西"建设理念（武雪雁）；

第2章　读懂"健康陕西"蓝图："健康陕西2030"（武雪雁）；

第3章　普及健康生活方式与疾病预防控制"八大行动"（公晓昱）；

第4章　护佑生命与"救"在身边的基本方法（王翠玲，谭莹）；

第5章　健康扶贫促进"健康陕西"建设的探索（徐榕）；

第6章　全民共同参与"健康细胞"建设（李玉）；

第7章　完善健康保障制度，实现人民共建共享（刘翀）；

第8章　培育健康服务新业态，助力"健康陕西"行动（公晓昱）；

第9章　健康治理之道：将健康融入所有政策（徐榕）；

第10章　"健康中国"建设的陕西探索和典型案例（刘翀）。

在本书撰写过程中，我们参考了不少文献，并从中汲取"养分"，对此予以感谢！

由于健康中国建设正在如火如荼地进行中，以及我们认识上存在的局限性，因此本书的内容、观点难免存在不足之处，敬请读者批评指正。

何得桂

2019 年 12 月 29 日